LETTRES

MÉDICALES

SUR

LA BOURBOULE

LETTRES

MÉDICALES

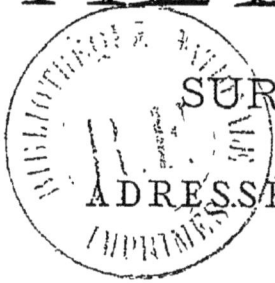

SUR LA BOURBOULE

ADRESSÉES A MONSIEUR A. D.

Par Fic PRADIER

Médecin en Chef du Dispensaire de Clermont-Ferrand
Trésorier de l'Association des Médecins de France (département du Puy-de-Dôme
Membre titulaire Fondateur de la Société médicale de Clermont-Ferrand
Membre correspondant de l'Académie des Sciences, Belles-Lettres et Arts de la
même ville, des Sociétés médicales d'Angers, de Gannat et de Poitiers
Membre correspondant des Sociétés nationales de Médecine de Bordeaux, Lyon
et Strasbourg
Médecin consultant à la Bourboule

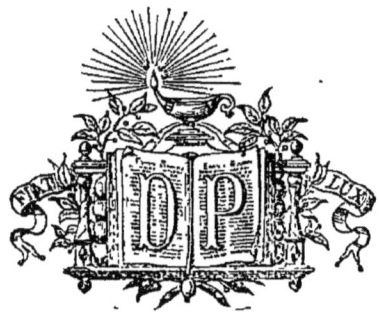

CLERMONT-FERRAND

TYP. DUCROS-PARIS, LIBRAIRE ET LITHOGRAPHE

Rue Saint-Genès, 5

—

1872

LETTRES MÉDICALES

SUR LA BOURBOULE

PREMIÈRE LETTRE.

Considérations générales. — Position délicate d'un Médecin indépendant.

Monsieur et excellent Confrère ,

Arrivé au terme de ma quatrième année passée à la Bourboule, je me décide à rompre ce silence que, dans mon intérêt, j'en suis convaincu, vous m'avez si souvent reproché , mais dont, par prudence aussi, je ne voulais pas encore sortir de peur de passer pour téméraire. Bien souvent je me suis rappelé vos bienveillants conseils, lorsque l'envie de prendre la plume me tourmentait, et chaque fois ce souvenir me la faisait quitter. Pour écrire sur quelque chose, me disiez-vous, il faut avant tout bien connaître cette chose, et j'ai toujours présente à la mémoire la façon dont vous jugiez ce confrère qui, quelques semaines avant ses débuts dans une station thermale bien connue, s'y fit précéder par un travail sur les propriétés des eaux de cette station et sur leur mode d'application. A la lecture de sa brochure, on aurait pu le prendre pour un médecin vieilli dans la pratique de ces eaux et rompu à toutes les difficultés du traitement, pourtant, disiez-vous, ce n'était qu'un de ces charlatans dont l'art est de tromper le public en lui persuadant qu'il a des talents, un mérite et des secrets inconnus aux autres.

Ce charlatanisme fondé sur l'ignorance, la sottise ou l'aveuglement des hommes, n'est malheureusement pas rare et a bien des chances de succès, lorsqu'il existe dans quelques stations thermales. Il est vrai de dire aussi qu'il n'a qu'une existence bien limitée, car lorsque le corbeau, je veux dire le malade, s'en aperçoit, il se promet bien de n'y plus revenir ; c'est bien assez d'y avoir été pris une fois.

Comme, à vos yeux surtout, je tenais à n'être pas classé dans cette catégorie de..... renards, j'ai résisté jusqu'à ce jour à vos sollicitations amicales ; mais puisque vous m'y invitez de nouveau, j'aurais trop mauvaise grâce de résister plus longtemps. Je vous parlerai donc de la Bourboule et vous la dépeindrai telle que je la connais et telle que je désirerais qu'elle fût.

Je n'essaierai pas, comme bon nombre de mes confrères en hydrologie, de prouver aux malades que cette station est la meilleure et la plus délicieuse qui existe, par la raison que si elle ne vaut pas mieux que ses sœurs au point de vue de sa situation, de son altitude, de sa température, de la qualité de ses eaux et de ses agréments naturels, elle ne leur est cependant pas inférieure.

Historien sincère, je ferai tous mes efforts pour écrire sans esprit de parti pris, bien persuadé qu'il ne faut jamais laisser après soi et surtout entretenir un levain de discorde ou de haine quelque minime qu'il soit.

Vous devez être sans doute bien étonné, mon cher ami, de me voir prendre tant de précautions dès le début de mon travail. Cela tient à ce que la Bourboule n'est pas une station thermale comme tant d'autres ; ses eaux n'étant la propriété ni de l'Etat, ni du département, ni même de la commune, appartiennent à plusieurs particuliers animés de toutes les passions qu'engendre la concurrence, et, dans ces conditions, malheur au médecin qui ne saura ou ne pourra se maintenir en équilibre entre *deux eaux*, et éviter les nombreux récifs semés sur sa route ; hier, homme d'esprit, praticien distingué, il n'est plus aujourd'hui, alors même qu'il eût rendu les plus grands services, qu'un ignorant inoccupé dont on semble même souvent ignorer la présence à la station ; une croisade s'organise au besoin contre lui : certains hôtels, quelques maisons meublées, des conducteurs de voitures même y prêtent les mains, souvent sans avoir conscience du rôle qu'on leur fait jouer, et si cela ne suffit pas, on lui détache quelque vil insulteur chargé de semer des calomnies et de ternir sa réputation.

Voilà donc un homme *coulé* si le bon sens du voyageur ou du malade ne fait bonne justice de cette honteuse spéculation.

Il y aurait certes quelques jolies pages à écrire sur ce titre : La vérité sur la Bourboule; elles seraient surtout fort instructives pour certains malades faciles à éblouir, et les mettraient certainement en garde contre le courtage éhonté auquel se livrent certains industriels.

Tout cela vous étonne, n'est-il pas vrai, mon cher ami, et doit faire naître en votre esprit de bien tristes réflexions sur le caractère, la sociabilité des habitants et l'avenir de la station? Eh bien, je suis convaincu d'être resté au-dessous de la vérité; bien des victimes me rendraient, au besoin, justice à cet égard. Elles pourraient vous dire leurs déceptions et vous prévenir qu'il ne faut pas toujours s'en rapporter à l'étiquette du sac.

Je m'arrête, car je m'aperçois que je vous trace de la Bourboule un tableau peu flatteur et peu propre à vous donner l'envie de venir la visiter ; cependant je puis vous assurer qu'elle vaut la peine d'être connue. Si on y a quelques mécomptes, on y trouve aussi bien des compensations, et lorsque je vous démontrerai l'utilité incontestable de ses eaux uniques au monde, le nombre de ses cures et la variété des maladies qui y sont traitées avec succès, vous resterez, j'en suis sûr, convaincu que de tels avantages peuvent bien faire passer sur les inconvénients qui résultent inévitablement d'une installation encore incomplète et d'un confort en voie de progrès.

J'aurai, du reste, bien souvent l'occasion, dans le cours de mon récit, de revenir sur certains faits dont la critique trouvera mieux sa place lorsque je traiterai des logements, des sources et des établissements ; vous verrez alors que si je critique un peu vivement certains errements, je tiens de même grand compte des efforts faits en vue d'une amélioration plus parfaite et que je sais, au besoin, leur rendre justice.

A vous de cœur.

DEUXIÈME LETTRE.

**Diligences.—Voitures particulières.—Itinéraires.—
Route du puy de Dôme. — Route de Randanne.—
Route de Gravenoire.**

CHER AMI,

C'est de Clermont que partent toutes les voitures qui mènent à la Bourboule.

Pendant la saison, c'est-à-dire depuis le 1er juin jusqu'au 15 septembre, tantôt plus tôt, tantôt plus tard, suivant la température, un service régulier de diligences est monté par M. Gorsse, maître de poste, d'une part et par MM. Andrieux frères de l'autre.

La diligence de M. Gorsse part tous les jours du bureau, rue Blatin, n° 1, à 9 heures du matin et arrive à la Bourboule à 5 heures du soir en passant par la Baraque, le Pont-des-Eaux, Rochefort, Laqueuille et Saint-Sauves. Celle de MM. Andrieux frères part aussi tous les jours de son bureau, place de Jaude (Halle aux Toiles), à 10 heures et demie du soir et arrive au Mont-Dore à 4 heures et demie du matin en passant par Ceyrat, Theix et Randanne; elle fait le service des postes pour le Mont-Dore. Arrivés à cette destination, les voyageurs pour la Bourboule sont transportés en moins d'une heure à cette station par des omnibus qui les attendent. Le transport par ces diligences coûte de 8 à 10 francs, suivant la place choisie, c'est-à-dire intérieur ou banquette et coupé.

Indépendamment des diligences, les voyageurs trouveront à Clermont un grand nombre de voitures particulières qui auront sur ces dernières l'avantage d'être à leur disposition pour les heures de départ et l'itinéraire à suivre ; leur prix étant en moyenne de 40 fr., il en résulte que si l'on est quatre ou cinq personnes et surtout s'il y a des enfants, il y a un très-grand avantage à leur donner la préférence.

Les loueurs de voitures sont nombreux à Clermont et sont presque tous groupés autour de la place de Jaude ; ce sont MM. Andrieux frères, Bal, Breuil, Cornillon, Denèze, Gorsse, Regimbaud, Vernada, etc.

Pour arriver à la Bourboule, le voyageur a le choix entre trois routes dont les deux dernières ont un parcours commun à partir de Randanne jusqu'au Mont-Dore. La première, celle que prend la diligence de M. Gorsse, commence à l'entrée de la rue Blatin qu'elle parcourt pendant un kilomètre jusqu'au village de Chamalières ; à partir de ce point jusqu'au hameau de la Baraque, la route se contourne en zigzags innombrables et à pentes souvent fort rapides qui ne permettent que de marcher au pas, mais qui donnent au voyageur le temps de jouir d'un des plus beaux coups d'œil qui se puisse voir. Au-dessous de soi la ville de Clermont avec sa cathédrale majestueuse ; à gauche Montferrand et tous les villages semés dans cette immense plaine qu'on appelle la Limagne, si riche, si féconde aujourd'hui, et qui autrefois était un lac vaste et profond bordé à l'est, au sud et à l'ouest par des montagnes actuellement couvertes de riches vignobles, tandis qu'au nord où s'est produite la vaste échancrure par où ses eaux ont fait irruption en brisant les faibles barrières qui les retenaient prisonnières, la terre et le ciel, confondus par l'éloignement, lui donnent, à certains moments du jour, l'aspect saisissant d'un bras de mer. Ce panorama vraiment féérique est un de ces tableaux qu'on ne se lasse jamais d'admirer et que Châteaubriand, qui avait cependant beaucoup vu, comparait dans son enthousiasme à l'une des merveilles du monde.

A la Baraque, où on permet aux chevaux de prendre un peu de repos pendant lequel les voyageurs peuvent se rafraîchir, on laisse à droite la route de Limoges pour suivre en ligne directe celle du puy de Dôme; bientôt on aperçoit à droite le joli village d'Orcine et plus loin à gauche les restes du vieux château de Montrodeix; puis, gravissant la pente de la route tracée sur les sables volcaniques, on arrive à la *Cime-des-Bois*, nom que l'on donne à quelques auberges bâties au point culminant de cette région, entre le puy de Lachamp à gauche et le puy de Barne à droite; de là, on peut apercevoir devant soi la chaîne des Monts-Dores et le mamelon pointu de la Bane d'Ordanche qui surplombe la Bourboule. De ce point élevé, on descend rapidement jusqu'au village du Pont-des-Eaux arrosé par la Sioule que l'on traverse sur un mauvais pont jeté sur cette petite rivière; puis, la route monte par des rampes successives jusqu'au chemin d'Orcival qu'un poteau indicateur fait connaître aux touristes et aux fidèles qui, le jour de l'Ascension, vont offrir leurs prières et leurs vœux à l'Image miraculeuse de la Vierge que renferme l'antique église de ce village légendaire; on contourne ensuite, par une descente rapide et sinueuse, la belle propriété et le magnifique château de Cordeix qui possédait, il y a un an à peine, une horloge monumentale, un chef-d'œuvre dont il ne reste que deux ou trois spécimens et qui a

été cédé au prix de 26,000 fr. à un antiquaire de Paris qui l'a
revendu 100,000 fr. environ. Bientôt on arrive à Rochefort, chef-
lieu de canton, situé au fond d'une vallée étroite et profonde
que parcourt un des affluents de Sioule. Ce bourg assez triste
appartenait aux dauphins d'Auvergne qui y possédaient un
château fortifié construit au sommet d'un pic élevé qui domine
le village, et dont il ne reste aujourd'hui que des débris en
mauvais état. Là, les voitures particulières s'arrêtent à l'hôtel
du Puy-de-Dôme pour donner aux chevaux, qui l'ont bien
gagné, un repos d'une heure et demie à deux heures et aux
voyageurs le temps de dîner.

De Rochefort à Laqueuille, on gravit un plateau très-élevé
d'où la vue s'étend fort loin ; on est en pleine montagne.

Laqueuille est un joli petit village où existait, au 12me siècle,
un château appartenant aux comtes d'Auvergne qui le don-
nèrent, vers le 13me siècle, au marquis Chabane-de-Laqueuille.
C'est le dernier relais des diligences de la Bourboule, mais les
voitures particulières ne font que le traverser, et, par une pente
rapide de quelques minutes, arrivent à la bifurcation des routes
de Périgueux qu'on laisse à droite, et d'Aurillac que l'on suit
jusqu'aux quatre chemins, où un poteau indique la route à suivre.
Celle de droite, qui est la nôtre, (celle de gauche mène au Mont-
Dore), descend rapidement jusqu'au village de Saint-Sauves,
que le maire actuel a su rendre le plus propre et le mieux tenu
de toute l'Auvergne. Au bas du village, on abandonne la route
du Cantal, et jusqu'à la Bourboule, le voyageur parcourt, pendant cinq kilomètres, une route sinueuse, dominant constamment
la Dordogne, et qui peut à bon droit passer pour une des plus
charmantes promenades de la station.

La deuxième route, suivie par les diligences de MM. Andrieux

Frères, commence également à Jaude, mais à l'entrée de la rue
Gonod, et se dirige vers Beaumont et Ceyrat à travers les riches
vignobles qui sont plantés sur la coulée de Gravenoire. Le village
de Beaumont possède une église romane qui faisait autrefois
partie d'une abbaye fondée en 665 par les religieuses de St-Benoît.
Ceyrat n'a rien de remarquable, si ce n'est un viaduc moderne
construit sur une vallée étroite au sortir du village. A gauche
de la route, on aperçoit, sur un mamelon élevé, les restes du
vieux château de Montrognon (Monsrugosus) construit à la fin
du 12me siècle, par Robert 1er, Dauphin d'Auvergne, poète et
troubadour, mais époux d'une femme dont les cruautés et les
goûts monstrueux sont restés légendaires. On atteint ensuite,
par une pente continue, mais peu fatigante, le village de Theix,
où est située la belle et grande propriété de M. Franc Chauvas-
saignes, avec son château et ses belles pièces d'eau vive bien em-
poissonnées. Au delà du village, à un kilomètre environ, on
passe sous un tunnel pratiqué dans les flancs d'une montagne de
granit et d'une longueur d'environ cent mètres; enfin, on arrive
à Randanne où, comme à Rochefort, on fait une halte de deux
heures; puis, prenant à gauche la nouvelle route du Mont-
Dore qui laisse à sa gauche le plateau de la Croix-Morand
parfois si dangereux, et son puy élevé de 1532 mètres, on arrive
par une succession de rampes pénibles à gravir à l'endroit le
plus pittoresque de la route, et que les voyageurs, peu habitués
à ce genre de spectacle, demandent souvent à parcourir à pied,
effrayés qu'ils sont à la vue des précipices qui contournent les
sinuosités de la route qui leur paraît trop étroite; vous ne pou-
vez, en effet, mon cher ami, vous faire une idée des sensations
pénibles que l'on éprouve lorsque du haut d'une diligence,
par exemple, on aperçoit à ses côtés ces précipices qui semblent

vous attirer et que les cahots de la voiture dont le centre de gravité vous paraît à chaque instant déplacé, menacent de vous y lancer; pour beaucoup de voyageurs, c'est un mauvais rêve qui dure vingt minutes.

On domine, en cet endroit, la vallée de la Chausse, bornée de tous côtés par d'immenses montagnes et communiquant par un défilé assez étroit avec la plaine qui s'étend jusqu'à Rochefort. A l'entrée de ce défilé se dressent deux formidables rochers, celui de droite taillé à pic est la roche Tuillère, d'où s'extraient ces plaques de laves qui servent à couvrir les toits en place de tuiles; celui de gauche est la roche Sanadoire, autrefois couronnée par un château fort qui fut longtemps la possession des Anglais, mais dont il ne reste plus aujourd'hui de traces. Ces deux roches sont constituées par le phonolite ou feldspath sonore, variété du pétroxilex qui a la propriété, lorsqu'on le frappe, de rendre des sons aigus. En quittant ce spectacle grandiose, on arrive bientôt au lac de Guéry qui a une forme à peu près circulaire et qui, dit-on, occupe le cratère d'un ancien volcan; ce lac, très-peuplé de truites saumonées, est alimenté par un petit cours d'eau dont on aperçoit, à droite, la cascade au milieu d'un taillis. Enfin on descend rapidement vers le Mont-Dore en contournant un grand nombre de fois le ravin sombre et profond de Guéry; devant soi, on aperçoit le puy de l'Angle, qui domine le village du Mont-Dore, le pic Sancy et le Capucin.

Arrivé au Mont-Dore, on tourne à droite pour prendre la route de la Bourboule qui n'en est éloignée que de 7 kilomètres.

La troisième route qui est peut-être la plus courte mais qui, à coup sûr, est la plus pénible, est celle que l'on a pratiquée sur les flancs de Gravenoire. Comme celle de Rochefort, elle a pour point de départ la rue Blatin qu'elle suit jusqu'à Chamalières que l'on traverse en passant devant l'église romane de Sainte-Thècle, disciple de saint Paul, puis devant la charmante propriété de Monjolie dont les grottes naturelles creusées sous la coulée de laves de Gravenoire et remplies de gaz acide carbonique sont la reproduction exacte de la fameuse grotte du chien à Pouzolles. Plus loin on passe devant l'établissement thermal de Royat et celui de Saint-Mart, puis, contournant le pic de Saint-Mart, on arrive à la route de Gravenoire en laissant à droite le village et la vallée de Royat. A partir de ce point, la pente devient continue jusqu'au-delà de la montagne, les chevaux ne peuvent aller qu'au pas, mais comme compensation les voyageurs peuvent jouir pendant plus longtemps du beau panorama qui se déroule devant leurs yeux; c'est un tableau parfait qui n'a point de modèle, dit le poète. La vue embrasse toute la Limagne avec ses nombreux villages ; à droite ceux de Beaumont, de Ceyrat, plus loin Romagnat et Aubières; le château de Montrognon et le plateau de Gergovia, dans le lointain les villages de la Rochenoire et de Mirefleurs. En face la ville de Clermont avec ses boulevards extérieurs, son jardin des plantes, ses Facultés et son Lycée, Lempdes, Pont-du-Château, plus loin Beauregard-l'Évêque, et enfin aux pieds des montagnes la ville de Thiers ; à gauche Montferrand, Aulnat et la majestueuse sucrerie de Bourdon, Gerzat, et à l'horizon, la ville de Maringues. Bientôt on arrive au hameau de Thède à l'entrée duquel s'élève, à gauche, sur un mamelon couvert de gazon, un petit monument, en forme de tour, construit sur l'emplacement de sept sarcophages en domite dont deux sont descendus dans ses caveaux pour y reprendre leur primitive destination. « Entrez dans cet humble édifice, dit mon ancien et vénéré maître, M. Mathieu, dans son bel ouvrage des voies romaines, adressez au ciel une prière pour celui qui repose sous la voûte que foule votre pied, elle recouvre les restes d'un savant modeste et laborieux, qui a laissé dans ses écrits l'empreinte de sa belle âme et le sceau de sa vaste érudition. B. Gonod (1) a cultivé, en ami de la jeunesse et des lettres, ce champ de la vie que la foule traverse occupée d'elle-même et sans souci des questions suprêmes qui pèsent sur l'humanité. »

De Thède à Randanne, la route est tracée au milieu des pouzzolanes et scories des volcans et pùys de Thède (851 mètres), de Barzet (977), de Chaptrat (342), de Duret (1010), de Pasredon (911), de la Meye ou Puy-Noir (1152), et de la Vache (1185), c'est de l'étude de ces volcans éteints, faite par Guettard en 1751, puis par Desmaret en 1771, et enfin par De Montlosier en 1802, que date l'origine de la géologie volcanique.

Randanne dont les riches prairies et les belles plantations ont remplacé les bruyères incultes, doit sa création et sa prospérité à un homme qui a laissé un nom des plus illustres, le comte de Montlosier, agronome infatigable, penseur profond et géologue distingué, né en 1757 et mort en 1838 dans l'impénitence finale pour avoir trop cru en Dieu, mais pas assez en ses saints. Il repose au milieu de son oasis, sous un petit monument de style ogival, que ne manquent jamais de visiter les voyageurs, qui choisissent cette route géologique et pittoresque. C'est lui qui, le premier, établit la vraie nature de ces pics et de ces basaltes et a donné, comme le dit avec juste raison Poulett Scrope, la clé de l'étude de la contrée, clé sans laquelle les phénomènes qu'elle présente offrent une suite d'interminables difficultés.

A partir de Randanne, on parcourt un vaste plateau entre les

---

(1) B. Gonod, ancien professeur de rhétorique au Lycée de Clermont, bibliothécaire de la ville.

pays de Montchal, (1103) à droite de la Taupe (1085) à gauche, et on arrive en quelques minutes aux Cabanes près du ruisseau de la Narce, où les voitures s'arrêtent pour laisser aux voyageurs le temps de se restaurer. On laisse ensuite à droite la nouvelle route de Rochefort, à gauche celle qui revient à Clermont par Theix et Ceyrat et l'on prend en face celle du Mont-Dore que j'ai déjà décrite.

Arrivé à la Bourboule, le premier soin dont vous ayez à vous préoccuper, est de vous procurer un logement, soit dans un hôtel, soit dans une maison meublée, à moins cependant, que vous ne préfériez faire visite à votre médecin qui peut, mieux que personne, vous donner toutes les indications nécessaires à cet égard, car, à votre descente de voiture, vous êtes, comme du reste cela se pratique dans toutes les stations, harcelé par les offres les plus pressantes. Ce dernier moyen que je crois le meilleur est aussi celui que je vous conseillerais toujours d'adopter si déjà vous n'avez fait, à l'avance, choix d'un logement qui vous aurait été recommandé.

Les hôtels qui, il y a quelques années à peine, n'étaient qu'au nombre de trois, sont aujourd'hui plus nombreux et leur nombre s'accroît chaque année en raison de la plus grande quantité de malades envoyés à la Bourboule. En voici la nomenclature :

L'Hôtel des Bains tenu par la famille Mabru qui en est propriétaire; c'est le plus ancien de tous et l'un des mieux tenus.

Le Grand-Hôtel appartenant à M. Férérol et qui ne le cède en rien au premier.

L'Hôtel de l'Etablissement propriété de M. Vimal-Choussy de Lanaudie, receveur de l'enregistrement à Rochefort, et dirigé par Madame Vimal de Lanaudie, sœur du propriétaire des bains Choussy.

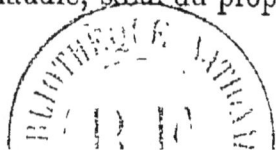

L'Hôtel des Étrangers tenu par Madame Pouchol-Lacrotas.

L'Hôtel de la Bourboule tenù par son propriétaire M. Bellot.

L'Hôtel Forias.

Le prix de la pension varie dans ces hôtels de 6 à 12 fr. par jour, suivant l'aspect et l'étage de l'appartement.

Pendant la saison, les propriétaires de maisons transforment, en outre, celles-ci en maisons meublées dont le prix varie entre un et quatre francs par lit ; en voici approximativement la liste exacte :

Les maisons Brassier, Duliége, Faure, Férérol, Fournier, Giraud, Gouguol, Guillaume, Lacombe, Laudouse, Mallet-Lizet, Mallet-Jacques, Mabru, Manry, Méganesse, Milliroux, Nicolas, Roux-Cadet, Roux-Gilbert, Rozier.

Indépendamment encore des maisons meublées, les hôtels Mabru et Vimal ont des annexes qui sont hôtels ou maisons meublées au choix du malade.

Quant aux médecins que les malades *peuvent* consulter, ils sont au nombre de quatre dont voici les noms par rang d'ancienneté :

MM. le Dr Peironnel (Inspecteur)	1854	
le Dr Pradier	1868	.
le Dr Chateau	1869	
le Dr Choussy	1870	

A vous de tout cœur.....

TROISIÈME LETTRE.

Anciennes Sources, leur analyse; ancien Établissement; nouvel Établissement.

Mon cher ami,

Bien que les anciennes sources, celles qui ont fait depuis si longtemps la réputation de la Bourboule, n'existent plus que sur quelques affiches et prospectus intéressés, je ne puis cependant pas les passer sous silence. Leur étude vous servira du moins à comparer, à expliquer et surtout à bien juger des faits qui ont encore de l'actualité et dont on s'efforce à tirer parti avec aplomb.

Ces sources qui étaient, en 1821, la propriété de M. Guillaume Lacoste, passèrent plus tard entre les mains de Madame veuve Choussy au prix de 23,000 fr. Celle-ci désirant s'en défaire pour des raisons dont il ne m'appartient pas de rechercher la cause, eut pu en trouver 70,000 fr.; mais ses prétentions étaient beaucoup plus élevées puisqu'elle ne consentit à entamer aucun pourparler qui n'aurait pas pour base le chiffre de 500,000 fr.; l'affaire en resta là et après elle la propriété passa entre les mains de ses enfants qui la font actuellement valoir.

Ces sources étaient au nombre de six, la septième appartenant à la commune, et je ne saurais mieux faire, pour vous en donner une idée générale, que d'en emprunter la description à l'excellent travail de mon confrère M. Peironnel, inspecteur de la station, qui a été si longtemps le témoin des louables et constants efforts des propriétaires pour en augmenter le volume et en améliorer l'aménagement.

« 1° La source du Grand Bain, la plus importante de toutes, qui, jusqu'en 1857, fournissait la presque totalité des eaux à l'usage des bains et des douches, était située à l'angle nord-est de l'établissement, dans une petite tour bâtie pour la protéger. De là elle pénétrait dans l'établissement où elle se répandait en coulage direct dans chacune des huit baignoires qui le garnissaient. Elle débitait à cette époque dix litres à la minute et avait une température de + 51°. En voulant, par des recherches, augmenter le volume d'eau de cette source, on en découvrit une nouvelle, malheureusement il ne se produisit là qu'une compensation insignifiante, car le volume d'eau de la source du Grand Bain diminua d'autant. »

« 2° C'est à ces griffons qu'on avait donné le nom de source Nouvelle ; la température de leur eau descendit même à 47° et leur volume équivalait à 14 litres par minutes, ce qui faisait 4 litres de gagnés. »

« 3° Le Bagnasson (petit bain) était la source la plus anciennement connue. Il se trouve sur la place vers son angle nord-ouest, et prenait naissance dans un puits de 1ᵐ 70 de profondeur sur 0ᵐ 80 de côté et dont l'orifice était bouché par une dalle bien lutée afin de forcer l'eau à s'écouler jusqu'à la première baignoire de l'établissement. Le débit de cette source était de trois litres environ par minute et sa température de + 37° 5. »

« 4° La source du Coin, ainsi appelée du lieu où elle émergeait, sortait par un trou circulaire, du pavé même de la troisième baignoire, occupant l'angle nord-ouest de l'établissement.

Son débit était d'environ deux litres et demi à la minute et sa température était de 39°. »

« 5° La source des Fièvres, ainsi appelée parce qu'elle jouissait, disait-on, de la propriété de guérir les fièvres périodiques, était située sur le chemin de traverse de la Bourboule à Quaire, au-dessus de l'hôpital Guillaume Lacoste, à mi-côte, par conséquent fort éloignée de l'établissement où elle arrivait par un canal souterrain. Elle était intermittente et son débit était de quatre litres et demi à la minute, sa température était de 25°. Elle servait primitivement à la buvette, mais le manque d'eau froide la fit plus tard, utiliser pour tempérer les bains en l'enmagasinant dans un réservoir. »

« 6° La source de la Rotonde, naissait comme la précédente dans une enceinte circulaire située au-dessus de celle-là. Tempérée comme elle, elle servait aussi à la buvette ; puis elle fut comme sa voisine, enmagasinée dans le même réservoir pour servir aux mêmes usages. Son débit était d'environ dix litres à la minute et sa température de 28°. »

Ces six sources avaient donc ensemble un débit de 35 litres à la minute et, si on en déduit les 14 litres d'eau tempérée des deux dernières, il ne reste pour l'eau chaude qu'un débit de 21 litres, quantité très-insuffisante pour assurer un service régulier ; aussi l'eau était-elle distribuée avec la parcimonie la plus rigoureuse et le même bain servait-il successivement à un grand nombre de malades. Je pense n'avoir pas besoin de vous énumérer les inconvénients qui résultaient de cet état de choses, ni de vous raconter les tours d'adresse employés par les baigneurs pour faire croire aux malades que l'eau de leur bain avait été renouvelée ; il suffira de vous dire que cette parcimonie commandée par la nécessité, il faut le reconnaître, était quelquefois poussée si loin et les réclamations si hautement exprimées, que le médecin inspecteur était obligé de mettre un certain nombre de malades en quarantaine afin de donner à ceux qui étaient en traitement, le temps d'achever leur saison.

« 7° La source du Communal, ainsi appelée parce qu'elle était située dans le Communal et appartenait par conséquent à la Commune n'a jamais été utilisée. Son débit était de cinq à six litres et sa température de 29°. Elle sourdait à la surface du sol et était souvent mélangée à de l'eau de pluie. Le concessionnaire des communaux, dont nous parlerons plus loin, entreprit de l'isoler, fit une tranchée à ciel ouvert, mais une crue subite de la Dordogne envahit les travaux et combla la tranchée. Plus tard les travaux furent repris sur la place, en face de la maison Grandpré, aujourd'hui Duliège, et cette fois furent menés à bonne fin. On est parvenu, au moyen d'un puits d'une trentaine de mètres de profondeur, à retrouver la source disparue, non-seulement avec sa même température mais encore avec un débit très-considérable. Actuellement, son eau élevée au moyen d'une pompe à bras sert à tempérer les bains de l'établissement des concessionnaires. »

Les six premières sources qui faisaient, depuis un temps immémorial, la réputation de la Bourboule avaient été analysées en 1670 par Duclos, en 1738 par Chomel et en 1823 par Michel Bertrand ; mais ces analyses qui se réduisaient à une simple évaporation, ne donnaient seulement que la quantité de résidu. Plus tard, M. Lecoq en fit l'analyse quantitative, et, en 1854, le baron Thénard y découvrit la présence de l'arsenic. La dose énorme qu'il dit y avoir trouvée, 0,020, fut l'objet d'une discussion sur laquelle je reviendrai en traitant de l'analyse des nouvelles sources. En 1856, M. Gonod reprenant cette analyse à un autre point de vue y trouva de l'iode, mais où y en a-t-il pas ? dirait M. Chatin. En effet, l'iode, si tant est qu'il y existe, n'a pas été dosé, et sa quantité dans l'eau de la Bourboule ne doit probablement pas excéder celle qui se trouve dans les eaux douces.

En 1862, M. Lefort vérifia avec soin ces analyses et confirma la présence de l'arsenic mais à une dose un peu plus faible, comme vous le verrez par le tableau suivant :

	Source du Grand-Bain.	Source du Ba-gnasson	Source de la Ro-tonde.	Source des Fièvres
Acide carbonique libre...............	0,3852	0,8789	0;9758	0,9324
— sulfurique......	»	»	traces.	traces.
Chlorure de sodium...................	3,3457	3,1972	3,0458	0,0298
— de potassium.................	0,2353	0,2295	0,2164	0,2213
— de magnesium................	0,0390	0,0332	0.0255	6,0384
— de lithium.................				
— de de cœsium.............	indices.	Indices.	Indices.	Indiees.
— de rubidium..............				
Sulfate de soude...........	0,2788	0,2829	0,2342	0,2324
Bicarbonate de soude.	2,2719	2.0157	2,0260	2.0455
— de chaux... :	0,1964	0,1911	0,1771	0,1774
— de protoxyde de fer......	indices.	0,0633	0,0025	0,0063
— de magnésie............				
— d'ammoniaque......... ,	indices.	Indices.	Indices.	Indices.
Phosphate de soude.				
Arséniate de soude.	0,01263	9,01468	0,00722	0,00717
Iodure et bromure de sodium.........	traces.	traces.	traces.	traces.
Acide silicique...................	0,1093	0,1075	0,1080	0,1080
Alumine.......................	0,0301	0,0218	0,0185	0,0182
Matière organique bitumineuse.......	traces.	traces.	traces	traces.

La description de l'ancien établissement est trop intimement liée à celle des sources qui l'alimentaient, pour n'en pas faire immédiatement l'historique et je l'emprunterai encore au travail, déjà cité, de notre excellent confrère M. Peironnel, en la complétant toutefois, pour en faire mieux ressortir les améliorations qui y ont été faites depuis, avec un louable empressement, par ses infatigables propriétaires.

« Les chroniques rapportent qu'en l'année 1460, on baignait les malades à la Bourboule, mais nulle n'indique quels moyens on avait alors à sa disposition pour cela. »

» En 1740, la source principale fut couverte d'une voûte de 9 à 10 pieds de hauteur, son bassin était de 8 pieds de long sur 5 de large environ. L'entrée était tournée du côté du midi. Le bâtiment s'appuyait du côté nord contre la côte, revêtue en cet endroit d'une épaisse couche de tuf. Cet état de chose dura jusqu'en 1821. »

» A cette époque, le propriétaire des sources, M. Guillaume Lacoste, fit construire un nouvel établissement pour bains et pour douches, qui a fonctionné sans interruption jusqu'à nos jours. » (1871 inclusivement.)

» En 1859 et 1860, les propriétaires actuels, frappés de l'insuffisance incontestable de l'établissement pour les besoins de la clientèle, se décidèrent à créer une petite annexe qu'ils adossèrent, au nord, à la construction primitive. Pour cela, on enleva derrière l'établissement la couche épaisse de tuf qui était interposée entre le bâtiment et le beau rocher de granit au pied duquel est le village. On fit de l'espace, et on y construisit quelques cabinets, (quatre, contenant ensemble 6 baignoires). On compte donc, comme locaux balnéaires à la Bourboule, l'établissement et l'annexe. »

» L'établissement consiste en un simple bâtiment composé d'un rez-de-chaussée et d'un premier étage. Le rez-de-chaussée seul est utilisé à la balnéation. On y arrive en descendant une marche d'escalier à l'intérieur. Il y a une porte unique de forme cintrée, assez grande, placée au midi, au milieu de la façade principale. Il est peu spacieux, voûté, éclairé par deux petites fenêtres ouvertes dans la façade, et cintrées comme la porte; il a 6 mètres 70 centimètres de largeur sur 4 mètres 80 centimètres de profondeur (dans œuvre). La voûte a environ 4 mètres dans son faite. »

« Tout autour de la salle se trouvent 8 baignoires disposées circulairement, appliquées contre le mur et se touchant par leurs extrémités. » (Elles communiquaient également toutes ensemble et à volonté, par des conduits souterrains).

« Elles sont séparées entre elles, par une cloison en parpaing et complétement isolées. Chacune d'elles a un canal de communication avec le réservoir des eaux chaudes et celui des eaux tempérées. Ces baignoires sont assez spacieuses et commodes ; elles ont 1^m, 38 de longueur sur 53 centimètres de largeur (dans œuvre). Elles sont en lave et encaissées dans le sol de l'appartement d'environ 30 centimètres en contre-bas. Chacune d'elles est protégée en avant par un rideau convenable en toile forte, que porte une tringle en fer, et ainsi complètement isolée de ses voisines. Chaque baignoire est également munie d'appareils pour douches descendantes et pour douches horizontales. »

« Une pompe à balancier, placée dans un angle de la salle, est chargée de fournir l'eau des douches. Sept baignoires servent à l'usage des bains et des douches, la huitième tient lieu de réservoir à la pompe. »

« L'étage supérieur du bâtiment est occupé entièrement par une petite chapelle destinée aux exercices du culte. »

« L'annexe, création toute récente, est contiguë avec l'établissement, et placée, comme nous l'avons dit, entre lui et le rocher de la Bourboule. Elle se compose de quatre cabinets, tous rangés sur la même ligne, et d'une galerie non fermée, mais couverte, sur laquelle ceux-ci viennent s'ouvrir. Les deux cabinets du centre sont beaucoup moins vastes que ceux des extrémités. Ils n'ont chacun qu'une baignoire logée en travers et au fond de la pièce. Ils n'ont pour toute lumière que celle qu'ils reçoivent par leur porte vitrée. Les deux cabinets des extrémitées sont plus grands ; ils renferment chacun deux baignoires qui, placées parallèlement, en long au fond de l'appartement, laissent entre elles un couloir suffisant et un espace convenable en avant, pour la toilette des malades. Ces deux cabinets sont éclairés par des fenêtres latérales. Les baignoires de l'annexe sont, comme dans l'établissement, en lave, et suffisamment grandes. Elles sont également en contre-bas du sol d'environ 25 à 30 centimètres et communiquent directement avec chacun des réservoirs. On baigne et on douche dans chaque cabinet : une pompe spéciale, placée extérieurement, alimente les douches. »

Depuis plusieurs années, l'étage supérieur de l'Établissement a reçu une autre destination, et la chapelle, après plusieurs déplacements, doit définitivement être construite sur la route de la Bourboule au Mont-Dore, près de la ferme de M. Peironnel.

L'Établissement, qu'on pourrait dire des plus primitifs, n'avait, comme vous le voyez, rien de bien séduisant ; les cabinets excessivement exigus et même par cela fort incommodes ne permettaient pas aux malades de garantir leurs vêtements des atteintes des douches ; la lumière y était insuffisante pour cinq cabinets au moins, et la vapeur d'eau les envahissait tous indistinctement quand bien même on n'eût donné qu'une seule douche.

Ces inconvénients, bien que fort gênants, n'étaient, cependant, que peu de chose, si on les compare à celui que je vous ai déjà signalé et qui faisait souvent du bain, un objet de dégoût pour les malades obligés d'en user. Certes, si à cette époque primitive, déjà loin de nous, les maladies, d'un aspect quelquefois

repoussant, qui y étaient traitées, eussent été contagieuses, combien de malades, au lieu d'y venir chercher soulagement ou guérison, n'auraient recueilli, de leur séjour à la Bourboule, qu'un
surcroit de mal et peut-être d'infirmités. Heureusement il n'en
était rien, et l'expérience forcée qui en a été faite, a pu faire
reconnaître la non cantagion des maladies de la peau.

Depuis l'époque où l'ouvrage de M. Peironnel a été impri-
mé (1865), les propriétaires ont fait subir à l'Établissement
quelques améliorations. Un galandage a remplacé les rideaux
en toile qui servaient d'entrée aux cabinets, ceux-ci ont eu chacun leur porte pleine ; seulement le galandage n'atteint pas le
faîte de la voûte, afin de permettre à la lumière, qui arrive par
les deux fenêtres et par l'imposte de la porte, d'éclairer, par
leur partie supérieure, les cabinets du fond.

Pendant l'hiver de 1864-65, l'éboulement d'une masse considérable de tuf écrasa non-seulement les réservoirs, mais encore
l'annexe tout entière. Cet accident compromettait inévitablement l'avenir de la campagne suivante, s'il n'était promptement
réparé ; heureusement, l'infatigable activité du propriétaire y
pourvut sans délais ; non-seulement, il rétablit les choses dans
leur état primitif, mais encore, il construisit six nouveaux cabinets et prolongea d'autant la galerie qu'il fit garnir de châssis
vitrés du côté du rocher. Cette augmentation de six baignoires,
réclamée déjà depuis longtemps par le nombre, chaque année,
plus grand des malades fut une véritable amélioration ; malheureusement ces baignoires, en forme de cercueil, se trouvaient trop
étroites, et lorsque les douches y étaient données, l'eau s'en répandait, en grande partie, dans le cabinet qu'elle inondait et de là
gagnait la galerie qu'elle transformait en un petit lac. Ces six cabinets prenaient leur jour par une petite fenêtre cintrée placée en

face dela porte au fond de l'appartement et donnant sur une ruelle étroite assez obscure.

En 1869, déplaçant le réservoir d'eau tempérée, jugé insuffisant, il fit construire sur son emplacement un cabinet, dit de luxe, adossé à la paroi orientale de l'établissement, garni d'une baignoire en fonte émaillée et précédé d'une pièce formant salon.

En 1870, poursuivant ses projets d'amélioration, il créa une salle d'inhalation et de pulvérisation sur les indications de notre confrère, M. Chateau, et une salle de bains-de-pieds à eau courante. Les bénéfices, vraiment inespérés, qu'il a retirés de ce premier essai ont amplement compensé les dépenses qu'il y a consacrées, car l'appareil à pulvérisation installé, qui avait coûté 1300 francs en avait rapporté 1220 au 23 août de la même année, c'est-à-dire avant la fin de la campagne, et les quatre cuvettes bains-de-pieds qui, dans les mêmes conditions d'achat et de mise en place avaient coûté 250 francs avaient rapporté, à la même époque, 370 francs! Cette amélioration, bien justifiée d'ailleurs, était donc, en même temps, une bonne opération commerciale.

Aujourd'hui les six sources n'existent plus, et l'Établissement est condamné à disparaître. Les propriétaires, justement préoccupés de son insuffisance, en ont décidé la démolition, et en 1872, un Établissement nouveau, construit dans le goût moderne, recevra les malades de 1re classe ; l'annexe sera dorénavant réservée aux malades de la seconde. Faisons des vœux pour que celui qui présidera à l'installation nouvelle s'inspire de ce qui a déjà été fait ailleurs et tienne compte des observations qu'il aura pu recueillir pendant les longues années de sa gestion, tant au point de vue de la variété des appareils à douches, de leur puissance et de leur direction, qu'à celui de pouvoir tempérer à volonté l'eau avec laquelle on les donne; alors, seulement, on ne sera plus tenté d'inscrire sur le fronton de son Établissement, comme on le serait de le faire sur celui de quelques-uns d'entre eux, le dernier vers de la première fable d'Ésope.

Tout à vous..

QUATRIÈME LETTRE.

Nature des conflits qui ont amené la découverte des nouvelles Sources et la création d'un second Etablissement. — Les conséquences qui en ont résulté. — Description des Sources nouvelles. — Eaux chaudes. — Eaux froides. — Source intermittente. — Description du second Etablissement·

Mon cher ami,

Aucun décret n'ayant, jusqu'à ce jour, déclaré l'utilité publique des eaux de la Bourboule, leurs propriétaires devaient nécessairement pouvoir se croire maîtres chez eux et en permettre ou en défendre l'usage à leur gré. Cette prétention, un instant exprimée, paraît-il, résume en quelque sorte toutes les causes des luttes et des conflits qui ont existé et qui existent encore à cette station.

A l'époque des beaux jours du monopole, il n'existait à la Bourboule qu'un seul établissement où l'on pût se baigner, et plusieurs hôtels étrangers à *l'administration* qui le dirigeait. De son côté, l'un des co-propriétaires de l'établissement avait fait construire un vaste hôtel avec l'intention, hautement avouée, dit-on, de ne laisser baigner que les clients qui y prendraient logement, ou au moins de leur accorder une préférence marquée dans le choix des heures de bains. Ce privilège devait nécessairement faire un tort immense non-seulement aux autres hôtels, mais encore à tous les autres logeurs qu'on voulait, dit la chronique, réduire ainsi à la mendicité. Il en résulta un conflit. dans lequel le beau rôle ne fut pas, à ce qu'il paraît, du côté de l'autocratie et une rupture sans retour eut lieu. La famille Mabru, qu'on voulait surtout faire passer sous ces fourches caudines, chercha, comme bien vous le pensez, à s'y soustraire le plus promptement possible ; mais pour cela il lui fallait un établissement, il lui fallait de l'eau.

Elle exploitait modestement, depuis longtemps, un hôtel situé à une très-petite distance des sources et avait remarqué, sur son propre terrain, un suintement d'eau qu'un entrepreneur du pays, homme actif et intelligent, crut reconnaître pour être minéralisée et analogue aux eaux des sources Choussy.

Cet entrepreneur, M. Perrière, proposa aux Mabru de faire, en cet endroit, des sondages et même un puits pour chercher l'eau et les mettre ainsi à l'abri d'exigences trop draconiennes. Il mettait seulement une condition à cette entreprise qu'il se croyait sûr de mener à bonne fin: on devait creuser un puits à frais communs et s'il ne trouvait rien tous les frais restaient à sa charge, mais s'il était assez heureux pour rencontrer la veine liquide, il devenait co-associé. Ces conditions acceptées, M. Perrière se mit immédiatement à l'œuvre et après quelques mois d'un travail difficile et onéreux fut assez heureux pour trouver l'eau minérale en abondance et à une haute température.

Les conséquences de cette trouvaille furent désastreuses pour les sources primitives ; Le Bagnasson, la source du Grand Bain, celle du Coin et la source Nouvelle furent taries. Il ne restait plus à la famille Choussy que ses sources tempérées des Fièvres et de la Rotonde, en tout 14 litres environ à la minute pour alimenter, en moyenne, deux cents bains par jour.

Si, d'un côté, il y eut une joie immense qui fut même, peut-être, trop peu charitablement exprimée, il y eut de l'autre une poignante douleur. Ce fut au tour de ceux-ci de travailler à la recherche de l'eau afin de ne pas perdre la saison dont l'ouverture approchait à grands pas ; heureusement qu'à leur tête se trouvait un homme énergique qu'un malheur pouvait frapper mais qui ne l'abattait jamais ; M. Léonce Choussy se mit courageusement au travail, n'épargna ni argent, ni fatigues et passa, rien que par sa ténacité et son énergie, du rôle de simple propriétaire, en utilisant les quelques connaissances qu'il avait acquises en mécanique dans l'état d'ouvrier horloger qu'il avait autrefois exercé, à celui d'ingénieur intelligent. Il possédait une écurie mitoyenne à la cour dans laquelle le puits Mabru avait été foré; il y pratiqua un puits séparé du voisin par une épaisseur de terrain insignifiante, 1 mètre 80 centimètres environ, et, arrivé à une profondeur d'une quarantaine de mètres, il tomba lui aussi sur une nappe d'eau chaude et minérale. Le travail de la saison était donc assuré. Il y installa, comme ses nouveaux concurrents, des pompes aspirantes et foulantes qu'une locomobile de quatre chevaux faisait fonctionner et qui étaient chargées de refouler l'eau dans les réservoirs. Malheureusement, on acquit bientôt la conviction que les deux puits se communiquaient par de larges fissures, car lorsque les Mabru, dont les pompes étaient véritablement supérieures en puissance à celles de M. Choussy, voulaient en forcer le travail, l'eau des deux puits baissait et baissait tellement vite qu'à chaque instant on pouvait craindre de ne plus avoir assez d'eau pour assurer le service du lendemain. La lutte, ainsi engagée, ne pouvait se prolonger longtemps sans devenir mortelle pour l'un des deux concurrents; elle a causé bien des inquiétudes dont j'ai été témoin et que je puis avouer, naïvement, avoir quelquefois partagées; elle a causé aussi bien des nuits d'insomnie et de travail grâce auxquelles on a pu lutter, mais bien péniblement, jusqu'à la fin de la saison.

Cet état de choses ne pouvant durer, M. Choussy dont l'activité était infatigable, fit creuser un second puits dans l'angle sud-est de son écurie, mais plus petit d'ouverture ; là encore il trouva de l'eau mais en quantité insuffisante, et, pour en augmenter le volume, il eut l'idée de faire communiquer les deux puits par un trou de sonde pratiqué aussi bas que possible dans l'épaisseur de la paroi qui les séparait (3 mètres environ).

Dès cette époque, une ère nouvelle surgit pour la Bourboule : M. Michel Grandpré, riche propriétaire de la localité et maire alors de la commune dont dépend la Bourboule, qui avait eu, dit-on, à se plaindre de certains procédés, entra à son tour mais indirectement dans la lutte. Il s'aboucha avec un homme intelligent qui, à cette époque, cherchait à former une compagnie dite des Eaux minérales d'Auvergne, et lui proposa la ferme de tous les communaux. M. de Sedaiges, après avoir vu, examiné et étudié la question, traita avec la commune qui lui céda pour 50 ans tous ses communaux de la Bourboule et de Quaire, au prix annuel de 600 fr. dont les dix premières annuités seraient payées comptant.

Cet acte qui reléguait la famille Choussy dans les limites restreintes de ses propriétés, devait être pour elle un coup sensible en même temps qu'il devenait une menace pour l'avenir, aussi met-elle depuis tous ses soins à en amoindrir la portée par des acquisitions nouvelles aussi souvent qu'elle le peut.

3

M. Choussy, menacé de tous côtés, remonte à l'est à une distance d'une centaine de mètres de son établissement et, creusant un puits de 55 mètres de profondeur, dans un jardin dont il était propriétaire, situé toujours au pied du rocher de la Bourboule, il découvre une source abondante donnant à peu près 150 litres à la minute et à une température de 52°.

Cette découverte amena presque immédiatement une notable diminution d'eau dans le puits Mabru, devenu à son tour insuffisant pour les besoins de son service. Les sources étaient donc revenues à leurs anciens propriétaires. La guerre acharnée que se faisaient ainsi les deux concurrents et qui avait pour enjeu leurs plus chers intérêts, menaçait de se prolonger indéfiniment, si des tentatives de rapprochement ou de cession ne venaient y mettre un terme; faites à diverses reprises, elles n'eurent aucun résultat et n'aboutirent qu'à rendre la lutte plus ardente. M. Perrière, associé à MM. Mabru et de Sedaiges qui jouissait, par son droit de concession des communaux, de celui de faire des fouilles partout où bon lui semblerait, creuse un immense puits en face et à une faible distance du jardin de M. Choussy et, arrivé à 55 mètres de profondeur, trouve une source qui lui donne 230 litres à la minute, sans nuire à sa voisine. Cette situation nouvelle et tout à fait inattendue, sera-t-elle le signal d'une trève entre les parties belligérantes ? J'en doute et crains bien que l'avenir ne vienne confirmer mon opinion, car on m'apprend que M. Choussy, non content de sa richesse, cherche encore, en fonçant un ancien puits placé très-près de celui de ses adversaires, à leur couper l'eau. C'est peut-être une prétention fort exagérée, car si on envisage avec attention la conformation géologique du sol de la Bourboule, on est bientôt convaincu que ce sol repose sur une nappe d'eau à laquelle chaque propriétaire peut emprunter par un coup de sonde. Quoiqu'en dise M. Choussy dont l'intérêt, dans cette question, est facile à comprendre, l'eau ne vient pas du rocher mais bien du côté opposé, et lorsqu'on voudra se donner la peine de la rechercher sur les deux rives de la Dordogne, on la trouvera; et en plus grande abondance qu'au pied même du rocher où il pourrait bien se faire qu'elle ne put plus arriver.

Lorsque M. Perrière eut trouvé l'eau dans son premier puits, l'hôtel Mabru fut immédiatement converti en établissement balnéaire. Cet établissement nouveau appelé à faire à celui de la famille Choussy une concurrence sérieuse, conçu et exécuté par M. Ledru, l'architecte du Mont-Dore et de Royat, se compose, au rez-de-chaussée et un peu en contre-bas du sol de la rue, d'une vaste salle voûtée, divisée en deux dans le sens de sa longueur par une galerie spacieuse sur chaque côté de laquelle sont ménagés les cabinets de bains et de douches. Elle contient 19 cabinets bien éclairés, spacieux, commodes et propres. Les baignoires en lave, comme celles de l'établissement Choussy, sont plus grandes et placées entièrement hors du sol dans lequel on a ménagé une ouverture circulaire qui reçoit l'eau rejetée des baignoires trop remplies ou celle des douches trop divergentes ; il en résulte que cette eau ne vient jamais souiller la galerie et que les malades peuvent toujours aborder leurs cabinets à pied sec.

En outre, la galerie est encore divisée transversalement en deux parties égales par une cloison vitrée; l'une de ces parties, celle de droite, est réservée aux malades de la première classe et se compose de dix cabinets; l'autre, celle de gauche, est affectée au service des malades de la seconde classe; elle contient neuf cabinets, et chaque classe a une entrée particulière.

Pour la campagne de 1872, les propriétaires de cet établissement ont le projet de construire dans la cour des réservoirs, 9 à 12 cabinets de seconde classe, de manière de laisser les 19 cabinets de la galerie à la première. Ils se proposent, en outre, de créer une lingerie, une salle de pulvérisation et une salle de bains de pieds.

Comme je vous l'ai dit précédemment, l'eau tempérée est fournie à cet établissement par la source du communal. Actuellement cette source est recouverte d'un plancher qu'abrite un baraquement dans lequel on a établi une forte pompe à bras, servie par quatre hommes, qui, pendant la saison des bains, c'est-à-dire de 11 heures du soir à 10 heures du matin, élèvent l'eau dans un réservoir d'où elle s'écoule directement vers chaque cabinet par des conduits souterrains.

Dans l'établissemement Choussy, l'eau froide était fournie d'abord par les sources des Fièvres et de la Rotonde réunies, mais lorsque la lutte fut engagée et que les fouilles profondes furent faites de part et d'autre, ces deux sources se tarirent ; il fallut donc songer à se pourvoir ailleurs. M. Choussy fit construire un réservoir qu'il remplissait d'eau chaude et la laissait refroidir ; de plus, il en remplissait un second placé dans le sous-sol de sa salle de pulvérisation, puis la faisait reprendre par une machine à vapeur qui l'élevait dans le réservoir supérieur.

Par un hasard des plus heureux, la température de l'eau du premier puits de l'écurie, actuellement dite de l'*embouteillage*, baissa considérablement et descendit à 28 degrés environ, quoique son niveau se maintint assez élevé, entretenu qu'il était par de nombreuses infiltrations. Une pompe y fut installée, et son eau tempérée fut mise à contribution pour alimenter l'établissement. A cette époque, mon confrère, M. Chateau, trompé sans doute par quelques apparences, crut que cette source était devenue subitement intermittente; il est vrai qu'il pouvait le supposer car des phénomènes intermittents s'y manifestaient tous les trois quarts d'heure environ, et peut-être s'y produisent encore aujourd'hui. Cette assertion publiée par lui avait, paraît-il, soulevé au sein de la société d'hydrologie de Paris quelques objections et laissé bien des doutes ; à quoi tenait donc cette intermittence que j'appelais, moi, facultative? Dans un puits de 45 mètres de profondeur aux trois quarts rempli d'eau, l'intermittence ne peut se traduire que de deux manières : ou bien le niveau de l'eau s'élève *sans bruit* d'une manière *périodique*, ou bien il se fait à sa surface un bouillonnement intermittent et plus ou moins bruyant. Or, il n'était guère possible pendant le travail des pompes, de constater une élévation intermittente du niveau de l'eau, qui baissait, au contraire, en raison directe de ce travail; restait donc la constatation de l'intermittence par le bruit; eh bien, ce bruit existait; M. Chateau l'a entendu mais il n'a pas cherché à s'en rendre compte, moi je l'ai entendu, d'autres aussi l'ont entendu et il durait chaque fois une dizaine de minutes ; mais pouvait-on en comparer la nature à celui d'un bouillonnement? nullement ; il semblait provenir bien plutôt d'une chute d'eau dont on pouvait même apprécier le volume. Aujourd'hui que mon excellent confrère en connaît, tout aussi bien que moi et que bien d'autres, la véritable cause dont il a pris bravement le parti de rire, il pourra, s'il n'y voit pas d'inconvénients, rectifier dans un nouveau travail sa première assertion et raconter pourquoi et comment sa trop bonne foi a été surprise.

Au fort de la saison, le service des bains commence à onze heures du soir pour la seconde classe et à quatre heures ou même à trois heures du matin, pour la première et se termine ensemble à dix heures du matin, ce qui revient à dire que l'on baigne toute la nuit. Vous devez comprendre aisément combien ce service devient fatigant pour toutes les personnes qui sont obligées d'y concourir et comme elles attendent avec impatience une réforme radicale sur point. Malheureusement, jusqu'à nouvel ordre, il est impossible de faire autrement à cause du trop petit nombre de baignoires dont disposent les deux établissements réunis et du trop grand nombre de malades à baigner. Il faut donc commencer de bonne heure pour pouvoir finir à l'heure du déjeûner, heureux encore quand on n'est pas obligé d'en renvoyer pour l'après-midi qui est le moment le plus favorable pour les plaisirs de la promenade et celui du repos pour les gens de service. Ne soyez donc pas étonné si nous tous qui souffrons de cette déplorable organisation, appelons de tous nos vœux une compagnie riche et intelligente qui sache concilier ses propres intérêts avec ceux de tout le monde, mais des malades surtout.

Tout à vous.

CINQUIÈME LETTRE.

Analyse des nouvelles sources. — Tableau compararatif de la richesse arsénicale de différentes stations. — Considérations générales sur le traitement arsénical.

CHER AMI,

Dans une de mes précédentes lettres, je vous ai donné le tableau de l'analyse des anciennes sources par M. Lefort ; vous avez pu vous convaincre, en le lisant, de la richesse de minéralisation des eaux de la Bouboule, et surtout de la grande quantité de sel arsénical qu'elles contiennent. De nouvelles sources ayant remplacé les anciennes, il était de la plus grande importance de les analyser à leur tour, pour s'assurer si les fouilles n'avaient ni dénaturé, ni fait varier la composition de leurs eaux. Cette analyse a été faite en 1870, par l'École des Mines de Paris qui a trouvé $0^g,0122$ d'acide arsénique ; $2^g,000$ de soude et $3^g,197$ de chlorure de sodium. Déjà l'année avant, M. le docteur Chateau et moi avions soumis l'eau des nouvelles sources à l'appareil de Marsh qui nous avait donné de fort belles taches arsénicales ; de plus, mon confrère y constatait la présence d'une grande quantité de fer, seulement, il dit l'avoir trouvé en proportion plus considérable dans le puits Choussy que dans le puits Perrière. Si le fait est exact, je crois qu'on pourrait en trouver l'explication dans la présence dans le fond du puits Choussy d'une grande quantité d'outils abandonnés lors du sauve-qui-peut général que causa l'éruption de la source, et je pense qu'une analyse plus minutieuse rétablira, dans ces deux puits, un équilibre à peu près égal, car des fragments de bois immergés dans les eaux, teintées en vert gris pour le puits Choussy et en rouge ocreux pour celui de Perrière, soumis par moi aux réactifs, me révélèrent la présence du fer avec une égale intensité.

L'École des Mines n'ayant point fait l'analyse hypothétique, il résulterait des chiffres qu'elle a donnés, que si l'acide arsénique était à l'état monobasique et seulement combiné avec la soude, un litre d'eau contiendrait, en réduisant par le calcul des équivalents, 0^g,01527 d'arséniate de soude; 0^g,01834, s'il s'y trouve à l'état bibasique, et 0^g,02141, s'il est tribasique. Ces chiffres, en ne prenant même que le plus faible, comparés à ceux donnés par M. Lefort, démontrent suffisamment que non-seulement la composition chimique des nouvelles eaux n'a pas subi d'altération, mais encore, que la proportion du sel arsénical est devenue plus considérable.

Les dépôts ocracés-ferrugineux que l'on recueille en abondance autour des réservoirs et même des sources, traités par l'appareil de Marsh, donnant aussi des taches arsénicales, ne serait-on pas en droit de penser, contrairement à l'opinion des chimistes, que l'acide arsénique qui se combine surtout avec la soude, se combine également avec le fer dans les eaux de la Bourboule, mais dans une proportion moindre, et que si ces eaux refroidies n'accusent aucun dépôt, cela doit tenir à la présence de la plus grande quantité d'arséniate de soude qui maintiendrait en dissolution l'arséniate de fer. Cette opinion, qui me semble conforme à la vérité, ne paraît cependant pas avoir été partagée par les chimistes puisqu'aucun d'eux ne fait mention de ce sel dans les eaux de la Bourboule ; dira-t-on que c'est à cause de la plus grande affinité de l'acide pour la soude qui est une base énergique ? mais pour moi, l'affinité n'est qu'un mot mis à la place du fait et avec lequel on cherche à expliquer ce qui ne l'a pas été jusqu'ici ; il joue, en chimie, le rôle de la sympathie en médecine. Des faits, du reste, qui viennent donner un démenti à cette manière d'expliquer les phénomènes secrets de la nature, ne manquent pas, et pour n'en citer que quelques exemples, ne voyons-nous pas que si l'on fait passer un courant d'acide sulfhydrique, dans du carbonate de potasse, cet acide remplace l'acide carbonique pour former du sulfhydrate de potasse ; direz-vous que c'est parce que le soufre a plus d'affinité pour le potassium que le carbone ? probablement, à moins que vous n'invoquiez sa plus grande force ; eh bien, faites passer un courant d'acide carbonique dans ce sulfhydrate de potasse et, à son tour, l'acide carbonique chasse l'acide sulfhydrique pour reformer le carbonate de potasse primitif. Que les théories de la science officielle expliquent le fait, si elles le peuvent.

Ne sait-on pas encore que l'eau de mer, qui contient du chlorure de sodium et du sulfate de soude, laisse cristalliser du sel marin à une température au-dessus de 12°, et du sulfate de soude à une température inférieure à 10° ? la température joue donc là un rôle important, et n'en pourrait-il pas être de même à la Bourboule ? Aussi, M. Régnault avait-il bien raison de dire que « lorsque les acides et les bases existent simultanément dans une dissolution, il est ordinairement impossible de décider de quelle manière ils sont combinés. Et n'est-on pas étonné de voir le peu d'accord qu'il y a dans les analyses d'eaux minérales ! »

Pour vous convaincre de cette vérité vous n'avez qu'à jeter

les yeux sur les analyses de la source rouge de Saint-Nectaire faites par deux chimistes distingués, MM. Terreil et Boutet, et vous y trouverez des différences de poids considérables et des interprétations de combinaisons qui vous étonneront.

« Chaque expérimentateur, ajoute encore M. Régnault, donne des chiffres différents et modifie même la composition générale, selon que ses recherches ont porté vers tel ou tel corps nouveau jusque là ignoré. »

« Quand le chimiste, dit aussi M. Filhol, a retiré d'une eau minérale tous les acides, les métalloïdes et les bases, quand il a rigoureusement déterminé la quantité de chacun de ces éléments, il lui reste à reconstituer l'eau et à en reproduire la formule exacte ; mais cela est presque impossible et chaque chimiste interprète à sa façon les résultats de son analyse et de là les variations si considérables dans la détermination des principes constitutifs des eaux. »

C'est donc à la clinique seule qu'appartient le droit de juger la valeur thérapeutique des eaux, lorsque la chimie en a donné la composition matérielle exacte. Aussi, l'École des Mines, dans son analyse des eaux de la Bourboule, a-t-elle sagement fait de s'en tenir à la recherche de chaque corps sans essayer de reproduire la formule de l'eau. Du reste, à quoi nous servirait pratiquement cette connaissance ? Que demandons-nous à nos eaux ? C'est d'être reconstituantes, fondantes et résolutives, quelquefois excitantes et substitutives ; eh bien, elles possèdent à un très-haut degré ces propriétés que la clinique a contrôlées. Qu'elles les doivent à l'arséniate de fer ou à l'arséniate de soude, peu importe. L'arsenic, le chlorure de sodium et la soude y existent, cela doit nous suffire et nous suffit si bien que nous pouvons lutter avec avantage avec les eaux analogues de l'Allemagne où pas un médecin français, j'en ai la conviction, n'enverra dorénavant ses malades.

Le tableau suivant vous donnera la richesse comparative de minéralisation des différentes stations qui reçoivent ou peuvent recevoir les mêmes classes de maladies.

	TÉMPÉRATURE	Acide carbonique libre.	Arséniate de Soude.	Chlorure de Sodium.	Bicarbonate de Soude.	Bicarbonate de Fer.
Bourboule.	54°.	0,9758	0,01527 à 0,02141	3,197	2.2719	0,006
Ems.......	46°.	0,882	0,000 Traces d'ap. Walchner.	1,628	1,974	0,004
Plombières	49°.	0,000	0,0006	0,0450	0,000	Traces
Mont-Dore	42°.	0,3522	0,00096	0,3685	0,5362	0,0207
Royat.....	34°.	0,377	Traces	1,728	1,349	0,040
St-Nectaire	46°.	0,4000	Traces	2.3954	2,3113	0,0194
Vichy.....	42°.	0,908	0,002	0,534	4,884	0,004

Comme l'arsenic a pris dans ces derniers temps une importance thérapeutique considérable, et qu'aujourd'hui toutes ou presques toutes les stations thermales qui ne possèdent même que des traces insignifiantes de ce métalloïde, mettent en quelque sorte son nom en *vedette* dans leurs prospectus, il ne sera peut-être pas inutile d'en dire quelques mots.

C'est en 1839 que, pour la première fois, M. Tripier en reconnût la présence dans les eaux minérales d'Hamman-Mescoutin (bains maudits) en Algérie. En 1842 ou 43, M. Figuier, traducteur du savant chimiste de Gœttingue, Wœhler, signala également la présence de ce corps dans les eaux minérales, mais seulement comme une nouveauté scientifique. Tous les chimistes de cette époque le croyaient associé au fer et c'était là ce qui en faisait surtout la nouveauté ; mais des analyses plus minutieuses ont, paraît-il, démontré depuis que le plus, souvent il était uni à une base alcaline. En 1863, lorsque M. le baron

Thénard, puis M. Lefort d'une part, vinrent donner à la Société d'hydrologie les résultats de leurs analyses et que de l'autre M. Durand Fardel vint annoncer qu'on pouvait boire impunément deux à trois litres d'eau de la Bourboule, il y eut comme une protestation ou tout au moins un sentiment de doute bien marqué. M. Réveil, effrayé de la quantité considérable d'arséniate de soude, que, dans ce cas, les malades absorbaient, prétendit que si les malades avalaient par jour et sans accidents 0/042 de sel arsénical, d'après M. Lefort, et à plus forte raison 0/060, d'après M. Thénard, c'est que l'arsenic n'y était pas à l'état d'arséniate de soude, que ,du reste, ce sel n'était qu'à l'état hypothétique dans les eaux minérales, puisque personne ne l'avait isolé mais seulement assimilé à la soude et que personne ne savait encore à quel état il s'y trouve.

M. Spiller, de son côté, s'explique l'innocuité de pareilles doses par la présence, dans les eaux minérales, de matières azotées qui jouent le même rôle que l'albumine et l'acide citrique en modifiant les propriétés chimiques de certains corps, soit qu'il y ait simple mélange, soit qu'il y ait une véritable combinaison entre ces corps et ces matières. C'est ainsi que sous leur influence les arsénites et les arséniates ne sont plus précipités par les réactifs ; or, si les propriétés chimiques sont masquées, les propriétés physiologiques peuvent l'être également, de sorte que les propriétés toxiques de l'arsenic seraient détruites ; et d'ailleurs ne faut-il pas tenir compte dans les eaux minérales, de l'extrême dilution du sel arsénical qui place probablement cet agent dans des conditions d'absorption un peu différentes de celles d'une solution très-concentrée comme la liqueur de Fewler.

D'une autre part, M. Moutard-Martin ne considère pas comme

exagérées les doses d'arsenic que l'on peut ingérer par l'usage *méthodique* des eaux de la Bourboule, car il a administré l'arsenic à plus de 200 malades en commençant par cinq et sept milligrammes et en élevant la dose jusqu'à un et même deux centigrammes et demi par jour et n'a jamais observé d'accidents.

M. Pidoux partage la même opinion, et M. Bouland cite même que des fiévreux traités par M. Boudin ont absorbé des doses énormes d'arsenic sans en être incommodés. M. Masselot, à son tour, l'a prescrit dans la syphilis rebelle aux doses de un à dix-huit milligrammes par jour sans accidents.

Il résulte, de ce qui précède, que l'organisme peut assez rapidement tolérer de hautes doses d'arsenic et que ces doses sont en raison directes des indications. Ainsi pour M. Réveil qui accepte ces faits, on pourra donner de grandes quantités d'arsenic pour combattre la cachexie palustre et la fièvre intermittente sans qu'il en résulte d'accidents ; mais dans la scrofule ces mêmes doses ne seraient pas sans danger. Il faut tenir également compte de l'aptitude personnelle des malades pour cette tolérance, aptitude qui permet aux uns de boire plusieurs litres d'eau sans en être incommodés tandis que d'autres seront indisposés par l'ingestion de deux verres d'eau seulement. Le traitement, par des eaux aussi chargées d'arsenic que celles de la Bourboule, a donc besoin d'être incessamment surveillé, et ce n'est pas sans quelque étonnement que, chaque année, nous voyons des malades se passer de l'intervention médicale, se fiant probablement à leur propre expérience ou à quelque prescription médicale étrangère à la station. Ces malades, plus soucieux en apparence des économies qu'ils croient faire que de leur santé, s'administrent l'eau de la Bourboule, en boisson, en bains, en douches comme on le leur avait fait faire l'année précédente, sans tenir compte des changements survenus dans le courant de l'année. Ils s'exposent donc gratuitement à manquer leur saison, s'ils n'aggravent pas leur maladie.

Cette petite critique, adressée en passant à certains malades qui pensent qu'en cela, le médecin prêche *pro domo sua*, est cependant toute dans leur intérêt, car il ne nous serait pas difficile de leur prouver, par des exemples, que n'éprouvant que peu ou point d'amélioration à leur état, ils se décident de nouveau à réclamer les conseils du médecin qui leur démontre sans peine, qu'ils ont perdu beaucoup de temps et, ce qui leur est souvent plus sensible, beaucoup d'argent.

Il est donc absolument nécessaire qu'à la Bourboule le médecin soit seul chargé de diriger le traitement, et s'il est une station où les préceptes de M. Herpin de Metz soient applicables, c'est bien certainement celle-là. En dirigeant, dit-il, un malade vers un établissement thermal, le médecin *étranger* à l'administration des eaux, devra faire connaître au médecin des eaux les antécédents du malade, les motifs et les indications générales qui auront motivé son choix, les effets thérapeutiques qu'il espère obtenir de l'usage de ces eaux. *C'est à cela que devra se borner l'action du médecin étranger; il devra s'en rapporter entièrement, pour le reste, à la prudence et à l'habitude des praticiens spécialement chargés de l'administration des eaux, qui savent mieux que tous les autres les manier, les combiner, en diversifier les effets suivant le besoin et les circonstances, en un mot en tirer le meilleur parti possible.*

Ces sages conseils que personne, parmi les médecins, ne devrait ignorer, éviteraient cependant au malade, s'ils étaient toujours suivis, les déceptions que le plus souvent il recueille d'un traitement ainsi institué par correspondance et qui témoigne à coup sûr du peu de connaissances des médecins qui se croient autorisés d'en agir ainsi.

Permettez-moi, mon cher ami, avant de terminer cette lettre, d'adresser un dernier avis à certains médecins qui, peu au courant des changements survenus à la Bourboule depuis 6 à 7 ans, continuent à ajouter à leur ordonnance la prescription de telle ou telle source dont le nom qui s'étale partout pourrait faire croire que la Bourboule est encore ce qu'elle était il y a vingt ans. Qu'ils sachent donc, encore une fois, que toutes les anciennes sources ont disparu et que les nouvelles, qui appartiennent à deux administrations différentes, ont une composition et des propriétés identiques.

Tout à vous.

SIXIÈME LETTRE.

Classification. — Propriétés physiques et chimiques. — Propriétés physiologiques et thérapeutiques. — Mode d'emploi. — Boisson. — Bains. — Douches. — Pulvérisation. —Inhalation. — Contre-indications.

Mon cher ami,

Jusqu'à ce jour la Bourboule avait été placée, par les auteurs qui ont écrit sur les eaux minérales, dans la classe des eaux chlorurées et bicarbonatées sodiques ; aucun n'avait songé à établir en sa faveur une classe à part dont elle occuperait le premier rang, celle des eaux arsénicales. Cependant depuis longtemps déjà, M. Guérard avait exprimé le regret de ne point voir, dans les classifications, figurer cette classe que justifiait d'ailleurs la quantité non-seulement pondérable mais encore relativement considérable d'arsenic que contenaient certaines eaux qui lui doivent leur action thérapeutique et leurs propriétés spécifiques. Les observations et les travaux récents de M. M. Bazin, Guénaud de Mussy, Moutard-Martin, Imbert-Gourbeyre, Lhéritier, sont venus justifier cette revendication et, grâce à eux, l'arsenic se voit aujourd'hui élevé au rang de principe spécial de minéralisation ; sa présence en quantité pondérable dans une eau suffit donc pour en caractériser la classe et, à ce titre, la Bourboule se trouverait en tête des eaux arséniatées sodiques.

Cette dénomination, adoptée par M. Bazin, me semble cependant trop exclusive, car elle paraît ne tenir aucun compte de la présence du chlorure de sodium et du bicarbonate de soude qui ont, dans ces eaux, une prédominance chimique et thérapeutique si importante, que ce serait déplacer et même dénaturer la véritable *spécialisation* de la Bourboule que de n'en tenir aucun compte dans la dénomination hydrologique ; je proposerais donc de laisser à la Bourboule sa première dénomination d'eaux chlorurées et bicarbonatées sodiques et d'y ajouter seulement l'épithète : arsénicales, ce qui ne ferait en rien préjuger de l'état dans lequel l'arsenic s'y trouve combiné.

Les eaux de la Bourboule sont limpides, acidulées, salées et rappellent, lorsqu'on les prend à la source, l'odeur et la saveur du bouillon de veau ; leur densité varie de 0,50 à 1° et leur température de 56° au fond des puits, 52° à leur orifice et 48° aux douches.

La grande quantité d'acide carbonique qu'elles contiennent et que nous regrettons tous de ne pouvoir utiliser faute d'installation spéciale, a une action thérapeutique importante ; sa présence donne à ces eaux des qualités digestives qui en facilitent l'usage interne, et sans lesquelles elles seraient lourdes, difficiles ou même impossibles à boire.

Le chlorure qui se rencontre dans presque toutes les eaux minérales, a dans cette classe une origine toute différente ; « Ce n'est plus, dit M. Durand-Fardel, un sel rencontré au passage par les eaux qui se l'approprient ; il est puisé par ces eaux à leur source même et c'est lui qui les constitue à l'état d'eaux minérales. » Cette opinion que je partage, jointe aux connaissances géologiques que l'on a du bassin de la Dordogne, nous donnerait en quelque sorte la véritable origine de l'eau de la Bourboule : leur tempé-

4

rature. étant de 56°, leur point d'émergence serait situé à 1680
mètres de profondeur; or, le bassin où se trouve la Bourboule
est entouré de deux classes de roches qui viennent à la rencontre
l'une de l'autre dans les profondeurs de la terre. En-dessus, le
basalte, le tuf trappéen et les brèches; en-dessous, le trachyte
porphyritique qui, au voisinage des sources, passe à l'aphanite
traversé par de nombreuses veines de basalte poreux ; enfin
pour base commune le granit qui paraît à l'affleurement vers
l'extrémité occidentale de la vallée où viennent sourdre les sources. Ce n'est donc pas vers le collet de la vallée, près du rocher,
que se trouve l'origine de l'eau, mais bien. vers un point voisin
de son centre, quoiqu'en disent certains géologues du crû.

Le chlorure de soduim excite les systèmes lymphatique et
glandulaire et améliore la nature de leurs sécrétions. Il a une
action spécifique stimulante et fortifiante sur toutes les mem-
branes muqueuses dont il augmente les sécrétions tout en les
améliorant ; aussi est-ce un des meilleurs moyens dont on puisse
faire usage pour la nutrition et pour fortifier la constitution des
femmes, des enfants et des sujets faibles, irritables et délicats.
C'est le fondant par excellence des engorgements lymphatiques .
En outre, les eaux chlorurées produisent sur le système nerveux
des effets toniques et depuis longtemps elles jouissent d'une réputation méritée contre les paralysies des membres. (*Herpin de Metz.*)

Le bicarbonate de soude est un altérant qui a la propriété de
dissoudre l'albumine et la fibrine, et de rendre plus fluides les
liquides de l'économie. La présence de ces deux sels dans les
eaux de la Bourboule rend donc leur action plus stimulante,
moins irritante, et en fait un résolutif des plus puissants, grâce
à la grande élévation de leur température.

Par l'addition de l'arsenic, ces eaux reçoivent un surcroît de puissance et d'énergie spéciales dans les affections du système dermoïde et pulmonaire de nature herpétique.

La Bourboule est donc un altérant des fonctions d'assimilation dans les conditions si différentes qui président au développement du lymphatisme et de la srcofule, comme Plombières est un altérant du système nerveux, le Mont-Dore des affections catarrhales, et Vichy des fonctions d'assimilation, dans leurs rapports avec l'assimilation particulière des principes protéïques.

Les indications thérapeutiques des eaux de la Bourboule, ressortent tout entières de leur composition chimique, et je ne pourrais mieux vous les faire énumérer qu'en laissant la parole à M. Rotureau, si autorisé dans cette question.

« Les eaux de la Bourboule, dit-il, sont indiquées spécialement contre la scrofule à toutes ses périodes et à tous ses degrés, depuis le lymphatisme, jusqu'aux caries et aux nécroses osseuses accompagnant le degré le plus avancé de la diathèse strumeuse. » Cette indication, spéciale avait bien avant M.|Rotureau, été reconnue par l'éminent inspecteur du Mont-Dore, Michel Bertrand, qui écrivait dans un rapport sur les eaux qu'il dirigeait : « Quant aux affections strumeuses, quels qu'en soient le siége, la forme et le degré d'intensité, je ne crois pas, telle est du moins ma conviction, que nulles eaux minérales, jusqu'à présent connues, puissent le disputer à la Bourboule. » « Ces eaux, ajoute M. Rotureau, donnent encore d'excellents résultats dans les affections rhumatismales chroniques caractérisées par des douleurs articulaires ou musculaires, par l'abolition du mouvement ou par l'exaltation de la sensibilité.

Dans les fièvres paludéennes ayant résisté à tout traitement et durant depuis des années, ces eaux *intus et extra* ont amené des guérisons qui semblaient désespérées et ravivé les forces près de s'éteindre. Il en est de même des névralgies à forme intermittente périodique. Cependant, à l'époque où ces lignes ont été écrites, le Dr Peironnel, inspecteur de la Bourboule, qui avait surtout en vue le traitement de la scrofule, ne paraissait pas attacher une importance particulière à l'arsenic au sujet de ce traitement, attendu, disait-il, qu'un simple déplacement pouvait faire cesser ces affections. Je crois aujourd'hui que l'opinion de notre honorable confrère s'est modifiée et que, tout en admettant l'influence du déplacement, il reconnaît également celle de la médication arsénicale.

Les ulcérations syphilitiques rebelles aux mercuriaux et aux ïodures, se cicatrisent en général très-promptement, sous l'influence d'un traitement combiné, par les eaux de la Bourboule.

Si, à cette nomenclature nosologique, déjà si étendue, nous ajoutons encore les affections chroniques des voies respiratoires pour le traitement desquelles nous commençons à faire une rude concurrence au Mont-Dore, nous ne serons pas loin d'avoir épuisé le cadre de toutes les maladies et risquerons beaucoup de faire penser de nous ce que M. Herpin a dit des médecins d'eaux minérales en général. « Si on interroge, dit-il, la plupart des médecins qui exercent dans les diverses localités hydrominérales, si on leur demande de préciser les cas et les maladies dans lesquels leurs sources sont particulièrement avantageuses ou spécifiques, tous, ou presque tous, répondent en indiquant un grand nombre de maladies très-diverses ; ils citeront l'une après l'autre, presque toutes les maladies dont se compose le cadre nosologique. «Cependant il se hâte d'ajouter : « J'ai toujours été fort incrédule sur l'article des vertus merveilleuses attribuées aux eaux minérales ; mais j'ai vu et aujourd'hui je crois et j'ai l'intime conviction que les eaux minérales sont l'un des agents les plus précieux et en même temps les plus agréables que la nature nous ait accordés pour soulager, guérir et *prévenir* un grand nombre de maladies en corrigeant et en améliorant la nature des sécrétions viciées, en apportant à la constitution intime des individus de profondes et salutaires modifications. »

J'essaierai donc de soustraire le corps médical de notre station à cette accusation si souvent et si justement méritée en vous faisant connaître notre pensée à cet égard et en précisant les faits. Nous proclamons que la Bourboule a *une action spécifique sur* toutes *les maladies qui ont un lien de parenté avec le lymphatisme ou la scrofule* qui en est le terme le plus avancé. Nous ajoutons que, par la nature de sa minéralisation et sa haute température, elle peut entrer avantageusement en concurrence avec ses analogues, qui deviennent des rivales, pour le traitement des affections rhumatismales et névralgiques; qu'elle ne cède le pas à aucune autre pour le traitement des maladies qui sont sous l'influence de l'herpétisme. Quant aux maladies chroniques des voies respiratoires, ce sont les médecins étrangers à la station qui ont, les premiers, vanté les vertus de ses eaux, vertus qu'elles doivent à la présence d'un agent nouveau qui a été jugé utile et même indispensable dans le traitement de ces affections; à nous de contrôler par nos observations la bonne opinion qu'on en a, et de juger si on doit la lui conserver dans l'avenir.

Je reviendrai plus loin sur chaque cas particulier ce qui me permettra d'entrer dans quelques détails qui seront mieux à leur place, et j'aborde l'étude des effets physiologiques que provoque le traitement. Ces effets se résument en quinze articles consignés dans une lettre adressée à la société d'hydrologie par notre inspecteur actuel, M. Peironnel, qui voudra bien me permettre de le citer.

1° Augmentation de la soif dès le début du traitement.

2° Sensation d'aridité gutturale accompagnée de constriction légère.

3° Augmentation de la sécrétion urinaire.

4° Augmentation de l'appétit dès les premiers jours.

5° Diminution de l'appétit pendant la durée de la cure.

6° Appétit presque nul chez certains sujets, sans qu'il en résulte ni amaigrissement ni déperdition des forces ;

7.° Sentiment de chaleur dans l'œsophage et l'estomac;

8° Douleurs épigastriques sourdes mais permanentes ;

9° Un peu de coliques ;

10°. Rarement diarrhée dans les doses ordinaires (2 à 3 verres) le plus souvent constipation ;

11° Excitation nerveuse appréciable;

12° Insomnie ;

13° Contractilité augmentée des muscles de la vie organique et de la vie de relation ;

14° Aptitude à la marche manifestement augmentée;

15° Accroissement positif de l'embonpoint chez quelques-uns contrastant avec la modicité du régime.

L'augmentation de la soif, au début du traitement, ainsi que la sensation d'aridité gutturale ont bien réellement lieu et ne doivent pas nous surprendre : la quantité assez considérable de sel marin absorbé, les autres principes altérants joints presque toujours à une haute température atmosphérique à laquelle il faut encore ajouter le régime des tables d'hôte en donnent suffisamment l'explication. Il en résulte qu'en dehors de tout traitement, on est sollicité à boire beaucoup et naturellement l'augmentation de la sécrétion des voies urinaires doit en être la conséquence.

L'augmentation de l'appétit, au début, ne m'a pas paru aussi constante que l'a dit M. Peyronnel ; je l'ai même presque toujours vue être diminuée. Dans l'un ou l'autre cas, serait-ce à l'usage d'abord fort modéré des eaux, qu'il faudrait en attribuer la cause ? Je ne le pense pas et serais plutôt disposé à l'attribuer au changement d'habitudes et de régime, à l'influence de la température qui, pour moi, joue toujours un rôle important dans les phénomènes qu'on observe à la Bourboule, puisqu'elle étend son action sur ceux même qui ne font pas usage des eaux. Mais cette perte d'appétit qui succéderait dans la suite du traitement, est presque un fait constant et a cela de particulier qu'elle ne s'accompagne point d'amaigrissement ni de déperdition des forces; ce à quoi les malades font allusion en disant que *les eaux nourrissent.*

Quant aux coliques que j'ai été à même d'observer, je ne suis pas encore bien certain qu'elles étaient dues uniquement à l'usage de l'eau. Ici encore je serais disposé à faire intervenir les *circumfusa,* la température et le changement de régime; car si elles avaient tenu à l'action de l'arsenic il y eut eu en même temps des phénomènes concomitants tels que nausées, prurit des ailes du nez, constriction et aridité de l'arrière gorge, ce qui n'a pas lieu ordinairement. Cependant j'ai vu, la même année et à la même époque, chez trois malades de tempéraments différents, ces phénomènes parfaitement accusés, comme aussi j'ai été témoin d'un cas bien caractérisé de cholérine très-intense chez une dame qui ne faisait pas le moindre usage de l'eau de la Bourboule.

L'excitation nerveuse et l'insomnie qui sont intimement liées, existent presque constamment au début et n'ont rien qui puisse étonner; le changement d'habitudes, la fatigue du voyage, le lit si différent de celui qu'on vient de quitter, rendent bien compte de ces phénomènes; mais bientôt la *tolérance* s'établit, l'excitation disparaît pour faire souvent place à une légère torpeur, remplacée à son tour par un retour des forces et le besoin de locomotion bien prononcé.

L'augmentation d'embonpoint qui survient chez quelques malades malgré la modicité du régime, souffre quelquefois des exceptions bien remarquables, et notre honorable inspecteur pourrait se rappeler une jeune et jolie personne qui, étant arrivée à la Bourboule avec un embonpoint et des proportions peu en rapport avec son âge, fut soumise par lui à un traitement qui dans le courant de l'année rétablit si bien les fonctions de l'organisme que, l'année suivante, à son retour, on ne pouvait en croire ses yeux tant elle avait changé, grandie et était devenue bien proportionnée. Ce serait le cas de renoüveler la plaisanterie que l'on fait sur les eaux qui engraissent ou maigrissent à volonté, seulement cette plaisanterie qui devient souvent une vérité incontestable, s'explique ici par ce fait, que les eaux bien administrées rétablissent les fonctions de l'économie, et rendent à l'assimilation ses proportions normales.

La peau et les muqueuses sont de tous les organes, ceux qui sont le plus particulièrement influencés par le traitement. Sous l'influence des bains et des douches elles s'animent et deviennent plus sensibles; les maladies dont elles sont le siége paraissent prendre d'abord un degré d'acuité plus prononcé, elles se réveillent, en un mot, puis, subissant bientôt l'action substitutrice thermo-minérale, elles s'améliorent graduellement puis guérissent définitivement.

Les eaux de la Bourboule sont données en boisson, en bains, en douches, en inhalation, en pulvérisation. .

Boisson. — Lorsque les sources des Fièvres et de la Rotonde existaient (1) leurs eaux servaient seules à l'usage de la buvette et à celui de l'exportation. Depuis leur disparition en 1869, on se sert pour cet usage, dans l'un et l'autre établissement, de l'eau des puits qui alimentent les bains et les douches. On la prescrit ordinairement à la dose d'un demi et même d'un quart de verre matin et soir, puis on arrive progressivement à deux verres matin et soir, ce qui est une dose généralement suffisante.

L'exportation des eaux qui indique assez fidèlement l'importance attachée aux eaux minérales s'est accrue chaque année dans des proportions considérables. Ainsi, en 1866, la famille Choussy, qui faisait seule ce genre de commerce, expédia 2860 bouteilles ; en 1867, elle en expédia 18,000 dont 6000 gratuitemement d'abord aux hôpitaux de Paris, car depuis elle a été désintéressée. En 1868, l'expédition atteignit le chiffre de 20,700 et en 1869 celui de 40,632.

Bains. — Les bains peuvent être frais, tempérés ou chauds et d'une durée variable selon les circonstances que le médecin seul doit être appelé à juger. Pour la campagne prochaine, on nous fait espérer que le nombre des baignoires étant beaucoup augmenté, on ne nous obligera plus à commencer le service à

---

(1) Je suis fort étonné de lire dans les leçons de M. Bazin sur le traitement des maladies chroniques par l'emploi comparé des eaux minérales, éditées en 1870, que la Bourboule contient sept sources etc... Mais ce qui m'étonne le plus c'est que les auteurs qui ont recueilli ses leçons en 1867 ne lui aient pas fait corriger en 1869 et même en 1868 le chapitre qui traite de cette station; l'un d'eux surtout était fort à même de pouvoir le prévenir, pourquoi ne l'a-t-il pas fait?

11 heures du soir comme par le passé, ce qui avait des inconvénients de toutes sortes pour les médecins obligés d'exercer une
surveillance incessante sur leurs malades et, pour ces derniers,
l'inconvénient non moins grand d'interrompre le sommeil répa-
rateur dont ils ont souvent tant besoin.

Les bains de pieds sont donnés à eau courante, à la température de 48° environ, pour obtenir une dérivation dans certaines maladies des yeux, de la gorge, des voies respiratoires etc... huit à dix minutes suffisent en général pour obtenir
un effet utile, mais il faut en continuer l'usage touts les jours
et le plus souvent deux fois par jour.

Douches. — La douche s'emploie de plusieurs manières,
suivant les cas : tantôt elle est directe, c'est-à-dire que le malade
la reçoit directement de l'orifice placé à la voûte du cabinet ;
tantôt elle est horizontale, c'est-à-dire conduite par un tube en
cuir terminé par un tuyau en cuivre courbé à angle droit qu'un
doucheur tient en main. Dans l'un et l'autre cas, on peut à
volonté, en graduer la force au moyen d'appareils de diverses
formes ; seulement, jusqu'à présent, nous ne pouvons en graduer
la température qui paraît toujours, au début, trop élevée et
souvent ne peut être supportée. Il serait cependant bien facile
de remédier à cet inconvénient, en faisant arriver, par des
conduits spéciaux, l'eau froide près de l'orifice de la douche, au
moyen de deux robinets indépendants ; le doucheur pourrait
alors combiner les proportions d'eau chaude et d'eau froide de
manière à donner à l'eau de la douche la température ordonnée
par le médecin.

Dans les douches, l'eau perd-elle beaucoup de son importance et son action est-elle seulement limitée à la *percussion*
modifiée par la forme, la température et la durée ? M. Durand-

Fardel, qui se pose cette question, aurait peut-être raison de répondre par l'affirmative lorsqu'il s'agit de rhumatismes, de paralysies, de certains engorgements ganglionnaires ou osseux, pour lesquels la force, la température élevée et la durée de la douche deviennent, en dehors de la minéralisation, un puissant révulsif ; mais lorsqu'il s'agit de ganglions suppurés, de caries et de nécroses profondes avec trajets fistuleux et sinueux, d'othorrée etc... je ne suis plus de son avis ; là, en effet, la douche agit de deux manières, comme douche générale d'abord, puis comme bain local, car elle fait arriver jusqu'au fond des tissus divisés l'eau minérale qui ne saurait y pénétrer par la simple immersion des parties malades.

Pulvérisation. — La pulvérisation de l'eau de la Bourboule par les appareils de toutes sortes a été depuis longtemps employée avec avantage par M. le D\u02b3 Peironnel et moi dans les affections des yeux, de l'arrière-gorge, de la bouche, de la face, des fosses nasales et du conduit auditif, mais il a pris dans ces derniers temps une importance exceptionnelle sous la direction de notre confrère, M. Chateau, qui a fait établir une salle spéciale avec des appareils fixés autour d'une très-belle table de marbre.

Inhalation. — Jusqu'en 1869, ce mode de traitement n'avait pas été mis en usage à la Bourboule. A cette époque, obligé d'y avoir recours pour quelques-uns de mes malades, il me fallut créer une salle d'inhalation de toute pièce ; pour cela, je me servis du cabinet de bains lui-même. Plaçant sous la baignoire, et sous un angle de 25° environ, une large planche, je laissai tomber, sur sa surface inclinée, une forte douche en pluie, très-fine, qui était instantanément pulvérisée et se répandait ainsi dans tout le cabinet, qu'elle remplissait bientôt d'un brouillard épais et à une température élevée. Le malade pouvait aller et venir dans son cabinet, tout en respirant cette atmosphère d'un nouveau genre, et après quinze à vingt minutes, on le transportait dans son lit au moyen d'une chaise à porteurs. Employé, depuis par mon confrère M. Chateau et moi, dans un grand nombre de circonstances, il nous a donné les résultats les plus satisfaisants. Ce moyen, simple et facile, me paraît avoir des avantages incontestables sur les salles d'inhalation où l'on se contente de faire arriver de la vapeur d'eau minérale chauffée jusqu'à l'ébullition dans les chaudières et qui ne me paraissent pas remplir les conditions thérapeutiques que l'on attend d'elles ; car l'eau minérale, ainsi chauffée, laisse déposer sur les parois des chaudières la plus grande partie des sels qu'elle contient et, la vapeur d'eau distillée, par conséquent, est dépourvue de ses principes médicamenteux. Celles, au contraire, où l'eau est directement pulvérisée, contiennent tous les principes minéraux qui sont mis en contact avec toutes les parties des organes de la respiration, et doivent avoir, sur ces derniers, une action plus immédiate ; je n'hésiterais donc pas à me prononcer en faveur de ces dernières, si j'étais consulté pour l'installation des salles d'inhalation dans les établissements de la Bourboule.

Contre-Indications.—Il en est de certaines eaux comme de certains remèdes. On ne peut les employer avec utiltité, que si on les administre avec prudence et discernement et dans des cas bien déterminés, à plus forte raison, si le remède dont on dispose est énergique ; la Bourboule est dans ce cas. Utile et même indispensable dans un grand nombre de maladies *chroniques*, elle serait nuisible, et pourrait même produire les accidents les plus graves dans le cours des maladies *aiguës* qu'on persisterait à vouloir y traiter. Il en serait de même pour toutes les affections organiques du cœur, les prédispositions à l'apoplexie, la diathèse goutteuse bien prononcée; le *dernier* degré de la phthisie, n'éprouverait également qu'une aggravation qui aurait bientôt un terminaison fatale. Avant donc d'appliquer le traitement par les eaux de la Bourboule, il est prudent d'interroger tous les organes du malade, afin de s'assurer qu'il n'existe aucune contre-indication à l'emploi de ces eaux.

Tout à vous.

SEPTIÈME LETTRE

Considérations générales sur les maladies traitées à la Bourboule.

Je serais tenté, mon cher ami, de consacrer cette lettre à la nomenclature des observations que j'ai recueillies dans mes quatre années de pratique ; mais, en réfléchissant bien, je crois que vous ne seriez pas mieux convaincu, par leur énumération et leurs détails, de la valeur de nos eaux, si déjà je n'ai pu faire pénétrer cette conviction dans votre esprit ; des considérations d'une autre nature, m'engagent d'ailleurs à n'en point publier. Ne voyons-nous pas en effet tous les jours, une observation servir la cause de celui qui la rédige et souvent être une cause de trouble non-seulement pour celui auquel elle se rapporte, mais encore pour ceux qui, y étant étrangers, croient cependant s'y reconnaître.

Que l'on prenne pour sujet d'étude générale, une maladie ou un certain nombre d'affections de même nature, je le comprends ; mais qu'on sème un ouvrage d'observations prises au hasard en passant en revue toutes les lettres de l'alphabet, je le comprends moins et cela n'a pour moi qu'une valeur relative, que je considère même bien souvent comme suspecte ; aussi me contenterai-je seulement de vous énumérer les maladies qui sont traitées à la Bourboule avec quelque succès.

Parmi les dermatoses, l'eczéma simple ou à formes composées est celle que nous voyons le plus souvent à la Bourboule ; c'est aussi celle sur laquelle le traitement a le plus d'action. Ainsi j'ai pu observer onze malades qui ont été guéris après deux saisons, neuf après trois saisons, sept dont l'état très-amélioré après une première saison ne sont plus revenus ; il est probable que la guérison s'est complétée plus tard et qu'ils n'ont pas eu besoin d'une seconde campagne. Deux ont guéri radicalement après une seule saison de 20 jours, et ce qu'il y a de plus extraordinaire c'est que chez ces deux malades, âgés de 44 et de 50 ans, et débilités par les privations de toute nature et un travail exécuté dans les plus mauvaises conditions hygiéniques, la maladie avait une étendue considérable, elle avait envahi les deux membres inférieurs en entier, ce qui est en général une mauvaise condition de guérison. Un seul, âgé de 49 ans, n'a obtenu aucun soulagement du traitement minéral, sa maladie siégeait au scrotum et était manifestement liée à un état franchement rhumatismal ; le malade était d'un tempérament sec, nerveux et fort irritable. Evidemment j'avais affaire à une constitution arthritique plutôt qu'herpétique, ce qui explique l'insuccès, et donne raison à la théorie de M. Bazin.

L'impétigo se présente également très-souvent à la Bourboule, et presque toujours le traitement est suivi d'un succès qui se maintient. Sur dix-huit sujets que j'ai eu à traiter et qui ont été guéris, dix-sept étaient âgés de 16 à 53 ans, un seul avait cinq ans et demi. Seize étaient du sexe féminin.

Le prurigo et l'intertrigo sont aussi rapidement modifiés, et la guérison qui est la règle générale se fait peu attendre.

Il ne m'a pas été donné de rencontrer des herpès et des pemphigus, mais mon confrère, M. Peironnel, qui exerce depuis plus longtemps que moi à la Bourboule, en a vu quelques cas et affirme que les résultats ont été satisfaisants, pourvu, cependant, que les malades atteints de pemphigus ne soient pas trop profondement débilités.

Le sycosis dont j'ai observé cinq cas, m'a toujours semblé très-tenace et difficile à guérir, et les résultats obtenus ne me permettent pas encore de me prononcer sur la valeur de nos eaux contre cette maladie, car les malades se désespèrent promptement, n'ont pas la patience de prolonger leur traitement, ou bien ils partent dès qu'ils se sentent mieux et retardent probablement ainsi l'époque de leur guérison.

Le pityriasis alba, dont j'ai observé plusieurs cas, m'a paru bien guéri après 25 jours de traitement. Je n'ai vu que deux cas de pityriasis versicolor et j'ai été assez heureux pour constater, après trois saisons d'une trentaine de jours chacune, une guérison qui ne s'est pas démentie.

Le Psoriasis est, de toutes les maladies de la peau, celle que j'ai vu en plus grand nombre à la Bourboule ; une première saison la modifie ordinairement d'une manière sensible, quelques cas semblent même guéris, mais il y a souvent des récidives qui forcent les malades à multiplier leurs saisons et, surtout, à les prolonger, ce qui est le plus essentiel. La plupart des malades, sacrifiant, à ce préjugé vulgaire, qu'une saison aux eaux ne doit durer qu'une vingtaine de jours, prennent, avant de venir, leurs dispositions en conséquence, et compromettent ainsi leur guérison. Tous les médecins, de notre station, ont beau se récrier contre cette manière de faire, ils réussissent rarement à convaincre leurs malades. Dans sa longue pratique médicale,

M. Peironnel s'est toujours élevé contre cette tendance fâcheuse, qui enlève, à bien des malades, une partie des bénéfices qu'une saison prolongée aurait pu leur faire obtenir; mais il avoue n'avoir pas souvent réussi.

Dans l'espace de quatre années, j'ai vu soixante-onze malades atteints de psoriasis, l'un d'entre eux, surtout, m'a frappé; sa peau ressemblait à celle d'un tigre, tant la maladie était généralisée; malgré cela il a guéri, avec une promptitude remarquable, si bien, qu'à son retour, m'a-t-il dit, ses amis ne pouvaient plus le reconnaître. Il est revenu une seconde fois à la Bourboule, pour quelques taches seulement, qui avaient récidivé sur la poitrine, mais il a assez prolongé sa seconde saison pour pouvoir partir sans aucune trace de maladie; l'avenir, seul, se chargera de compléter l'observation.

L'ychtyhose écailleuse, générale et congénitale, dont j'ai vu un cas remarquable, n'est, en aucune manière, influencée par le traitement hydrominéral.

Une maladie rare, que l'on ne voit pas souvent à la Bourboule, c'est la lèpre; cependant, j'ai été assez heureux pour en observer deux cas que j'ai montrés à mes confrères. C'était chez deux femmes; l'une, âgée de quarante-cinq ans, malade depuis quatre ans et fort débilitée, l'autre âgée de quarante-deux ans et d'une forte constitution. Chez la première, dont la maladie était généralisée et fort avancée, (les tubercules étaient en pleine suppuration fétide), le traitement a paru, d'abord, donner quelque soulagement, mais les douleurs atroces, qu'elle supportait, l'obligèrent à se retirer chez elle, où elle est morte quelques mois après. Chez la seconde, au contraire, les bains produisirent un soulagement marqué, et, à la fin de la seconde année, elle pouvait se considérer comme guérie. Il est vrai de dire, que chez elle, la

5

maladie n'avait pas dépassé la première période ou avait à peine commencé la seconde dans quelques points. Depuis, un de nos confrères en a traité un troisième cas, mais je n'en connais pas le résultat.

Le nombre des malades, atteints d'engorgements ganglionaires, qui viennent chaque année à la Bourboule, est très-considérable ; aussi, sommes-nous aujourd'hui fixés sur la valeur du traitement hydrominéral qu'on leur oppose. En général, sous l'influence de ce traitement, on voit bientôt les tumeurs s'assouplir et diminuer de volume ou bien s'abcéder, et, dans ce dernier cas, qui ne doit pas être considéré comme un évènement fâcheux, il en résulte une fonte plus rapide ; mais la guérison complète, qui est due au travail de résolution, provoqué par l'eau de la Bourboule, peut se faire attendre encore quelques mois et nous laisse, en général, peu d'inquiétude sur le résultat définitif, alors même que les malades n'auraient, pendant leur traitement, paru peu se resssentir de son influence.

L'ophtalmie scrofuleuse est une des maladies qui se trouvent le mieux de l'usage des eaux de la Bourboule. L'eau en boisson, les bains-de-pieds, et surtout les douches pulvérisées, préparent, avec une presque certitude, la guérison dans l'intervalle de deux saisons. J'en dirai autant des inflammations et des écoulements du conduit auditif. M. Peironnel en a même vu guérir quoiqu'ils fussent compliqués de carie du rocher.

Un cas de polysarcie est venu demander à la Bourboule une atténuation à cette infirmité, mais, je dois avouer, que le malade s'en est retourné comme il était venu.

Le nombre des malades, atteints d'affections des os ou du périoste, est, à lui seul, beaucoup plus grand que celui de tous les autres malades réunis. Dans ce cas, le traitement, sans être plus long pour chaque saison, doit, en général, se continuer un plus grand nombre d'années pour que la guérison soit obtenue. Le premier effet du traitement, appliqué avec méthode, est de diminuer les écoulements purulents, de faire détacher les esquilles et faciliter leur sortie; le travail de résolution et de recomposition se continuant ensuite longtemps après la saison, les malades nous reviennent, chaque année, dans un état d'amélioration plus prononcé qui leur donne une légitime confiance dans une guérison définitive. J'en dirai autant des arthrites traumatiques, passées à l'état chronique, et des arthrites rhumastimales, de la coxalgie, de la tumeur blanche. Pour la maladie de Pott, je n'en ai vu aucun cas, mais M. Peironnel, dont la parole ne saurait être mise en doute, cite un certain nombre de malades atteints du mal vertébral, chez lesquels le traitement minéral de la Bourboule a été assez heureux, non pas pour réparer les désordres produits, mais pour les enrayer; c'est déjà un fort beau résultat qui suffirait, seul, pour recommander la Bourboule.

J'ai pu voir quelques cas d'ankilose mais toujours les résultats ont été négatifs. Dans la fausse ankilose, au contraire, et dans les accidents consécutifs des entorses et des luxations, l'eau en bains et en douches, surtout, rend aux parties molles une souplesse plus grande et donne plus de liberté aux articulations. Chacun de nous en a pu enregistrer un assez grand nombre d'observations.

Comme toutes les eaux à haute température, celles de la Bourboule *guérissent* toutes les formes de rhumatismes, mais là où je crois qu'elles ont une action plus spécifique, c'est lorsque le rhumatisme est lié à une prédisposition lymphatique ou scrofuleuse, car alors la minéralisation entre pour une large part dans le succès obtenu, ce qui nous est démontré par des exemples de rhumatismes guéris ou soulagés par des bains tempérés seuls, sans faire intervenir les douches. A propos du rhumatisme, je me suis souvent demandé si on pouvait le guérir ; eh bien, atteint moi-même d'un rhumatisme erratique, je ne le pense pas, si on entend par guérir faire disparaître pour toujours la maladie. Si, au contraire, on entend par guérir, éloigner le mal pour un temps plus ou moins long et diminuer les dispositions que l'on a à le contracter facilement, alors je pense qu'on peut le guérir et j'estime qu'une guérison ainsi entendue et qu'on peut à volonté renouveler, vaut la peine qu'on vienne la demander aux eaux thermo-minérales fortes, y fut-on condamné tous les ans.

Le traitement du rhumatisme — et des névralgies — a un effet particulier qui n'a échappé à l'observation d'aucun médecin et qui désespère bien souvent les malades qui ne sont pas prévenus. Il réveille les douleurs disparues et le rhumatisme semble avoir repris son état aigu ; mais ce phénomène est de courte durée, les choses changent bientôt de face ; le bien-être remplace promptement la courbature générale et la guérison ne se fait pas attendre. On peut dire alors qu'elle sera complète si les causes qui ont fait naître le rhumatisme une première fois, ne le font pas récidiver.

M. Peironnel qui a eu à traiter plusieurs malades atteints d'inflammation chronique de la moëlle épinière et de diverses formes de paralysies, n'a eu qu'à se louer de l'action bienfaisante des eaux de la Bourboule, dans ces différents cas. Je n'en ai pas encore observé, mais je suis tout disposé à adopter les conclusions de notre confrère dont l'expérience ne fait un doute pour personne.

Il n'en n'est pas de même de certaines névralgies dont j'ai rencontré plusieurs exemples, telles que la sciatique, la crurale, la deltoïdienne, l'intercostale, le lombago..., toutes en général cèdent à un traitement énergique continué avec persévérance.

Les accidents tertiaires de la syphilis sont presque chaque année, représentés par un certain nombre de cas et sont heureusement modifiés par le traitement chloruré-arsénical de la Bourboule. Il nous arrive même quelquefois de voir des malades qui, venant se faire traiter pour une maladie étrangère à la syphilis, éprouvent sous l'influence du traitement, une poussée générale caractéristique d'un vieux germe syphilitique dont ils ne soupçonnaient pas l'existence. Ils font, c'est le cas de dire, d'une pierre deux coups.

Mais là où la Bourboule a la prétention de réclamer la priorité, et où son importance s'est révélée, c'est, d'après notre confrère M. Chateau, dans le traitement des maladies chroniques des voies respiratoires. Dès 1862, l'inspecteur des eaux de Royat M. Allard faisait entrevoir que la phthisie pouvait être traitée avec succès à Royat et à la Bourboule comme elle l'était au Mont-Dore. Plus tard, MM. Guéneau de Mussy et Moutard-Martin qui avaient employé les eaux de la Bourboule et l'arsenic pour le traitement de cette maladie, enregistrèrent des succès qui ne pouvaient qu'ajouter à l'importance toute nouvelle de notre station, et attirer sur elle l'attention du monde médical; c'est ce qui est arrivé. Des phthisiques nous ont été adressés en assez grand nombre et notre confrère qui revendique pour lui une certaine spécialité pour ces affections, pourra, je l'espère, nous fixer sur ce que nous devons penser du traitement dans cette terrible maladie. Pour mon compte, j'ai donné des soins à trois malades dont deux en étaient à la première période et je dois avouer que le traitement m'a paru avoir eu des résultats satisfaisants, les forces sont revenues assez promptement, la congestion pulmonaire s'est dissipée et les malades sont partis avec les apparences de la guérison. Le troisième malade était une pauvre femme de la campagne âgée de 32 ans, mais qui en paraissait au moins cinquante tant elle était maigre et affaiblie par la suppuration de cinq à six caries osseuses des côtes et des vertèbres. La première année, on était obligé de la porter sur les bras, de son lit aux bains. La seconde année, elle marchait avec des béquilles mais très-péniblement; la troisième année elle n'avait plus qu'une canne pour se soutenir et la quatrième, tout en se servant de son soutien, elle pouvait marcher plus droite et sans l'aide de son bâton ; les caries et les fistules s'étaient modifiées, la toux avait presque disparu et l'état des poumons s'était beaucoup amélioré. Cette femme reviendra encore à la Bourboule et je ne doute pas que sa persévérance ne soit couronnée d'un plein succès, Eut-on pu mieux faire au Mont-Dore?

En raisonnant par analogie, il est bien certain que l'eau de la Bourboule qui contient de l'arsenic comme celle du Mont-Dore, doit avoir sur les maladies des voies respiratoires une action identique, mais est-on en droit d'ajouter qu'elle doit mieux agir parce qu'elle en contient davantage? là est, pour moi, le nœud de la question. Ne voyons-nous pas, très-souvent, en effet, des eaux peu minéralisées agir quand même très-énergiquement sur certaines formes de maladies et sur certains tempéraments qui se trouveraient fort mal d'un traitement analogue mais chimiquement plus énergique. Il y a donc là une cause inconnue que nous ne pouvons dégager, un phénomène qui échappe à l'analyse, mais dont la clinique sait tirer parti, et l'on aurait grand tort d'assimiler les eaux minérales à un laboratoire ou à une officine où tout ce qui s'y passe est connu et prévu d'avance.

Avant donc de me prononcer, j'attendrai qu'un certain nombre de faits bien étudiés et bien établis viennent confirmer l'opinion de quelques-uns de mes honorables confrères sur la valeur *indiscutable* des eaux de la Bourboule dans le traitement de la phthisie confirmée.

Tout à vous.

HUITIÈME LETTRE.

Compagnies. — Leurs offres. — Leurs projets. — Avenir de la station.

Mon cher ami,

En 1788, Legrand d'Aussy écrivait : « A une lieue du village des Bains (Mont-Dore), sur les bords de la Dordogne, est un hameau nommé la Bourboule, qui a de même plusieures sources d'eaux thermales, non-seulement très-abondantes, mais plus chaudes encore de 4 degrés que les bains de César. On y a aussi construit un bâtiment et pratiqué des baignoires, et l'on assure même qu'il se guérit là, des maladies pour lesquelles les bains du Mont-Dore seraient inefficaces. Malgré tous ces miracles, le lieu néanmoins est inconnu tandis que l'autre a de la célébrité. Il y a un très-gros livre à faire sur les hasards des grandes réputations ; quand quelque auteur entreprendra l'ouvrage, parmi les cent mille et un faits qu'il pourra citer, il n'oubliera pas, sans doute, celui de la Bourboule. »

Il y a près d'un siècle que ces lignes ont été écrites et la Bourboule est restée à peu près ce qu'elle était. M. le docteur Peironnel a bien essayé de faire sortir cette humble station de son obcurité, mais les luttes qu'il a eu à soutenir contre la routine, le mauvais vouloir et le manque de fonds nécessaires ont paralysé ses efforts ;

en nous unissant tous pour atteindre ce but serons-nous plus heureux ? J'en ai l'espoir, mais je n'y compte cependant pas de long-temps car, la Bourboule ne se trouve pas dans les mêmes conditions que le Mont-Dore. Celui-ci est un établissement départemental à la tête duquel est un homme entreprenant, riche et rempli d'intelligence pour ses propres intérêts, qui a su *lancer* son affaire et qui lui a fait prendre une importance dont il pourrait bien être, un jour ou l'autre, la victime. La Bourboule, au contraire, ainsi que je vous l'ai déjà dit, est une propriété privée, divisée entre deux partis qui se font une guerre acharnée à laquelle s'associent la plupart des habitants.

Ces malheureuses rivalités ne sont pas faites, il faut en convenir, pour donner à la station toute la prospérité qu'elle devrait avoir ; elles font trop oublier que lorsqu'on veut attirer chez soi les étrangers dont on vit, il faut au moins leur rendre le séjour agréable et leur offrir le confortable qu'on leur fait payer, quelquefois fort cher mais qu'on ne leur donne pas toujours ; mais l'esprit peu cultivé de la population indigène ne peut comprendre encore cette vérité ; il subit aveuglément la pression que lui impriment des gens dont les instincts pervers ont acquis une finesse peu commune et qui, pratiquant au mieux l'axiome : « diviser pour régner », exploitent à leur profit la sottise de leurs partisans en les aveuglant sur leurs propres intérêts.

Telle a été, telle est encore la Bourboule. Il faudrait cependant peu de chose pour lui faire prendre immédiatement le rang qui lui est réservé dans l'avenir ; il suffirait d'une compagnie puissante qui, sans préoccupation, d'aucune sorte, fasse table rase de tous les éléments anciens en leur faisant bien sentir qu'on peut se passer de leur concours.

Renfermée dans le cercle étroit qu'elle occupe, la Bourboule ne peut s'étendre d'aucun côté. Au midi, arrêtée par la route de Saint-Sauves au Mont-Dore et par les communaux qui sont la propriété des concessionnaires, du moins pendant 44 ans encore, les rochers lui font au nord et à l'ouest une barrière infranchissable. L'est seul lui est ouvert, mais l'espace à occuper est tellement circonscrit que là n'est pas son avenir. Ne pouvant franchir de longtemps le cercle qui l'étreint ni rester indéfiniment ce qu'elle est, il faut de toute nécessité qu'elle franchisse la Dordogne. De ce côté, en effet, la vallée est spacieuse, les emplacements nombreux et propres à recevoir des constructions de toute nature; c'est donc là que la Bourboule nouvelle doit naître, grandir et prospérer et c'est aussi là ce que les habitants actuels redoutent le plus parce qu'ils comprennent le rôle très-secondaire que seront alors appelées à jouer leurs propriétés reléguées dans ce qui ne sera plus qu'un malheureux faubourg ; peut-être regretteront-ils alors leur aveuglement et leur sotte opposition à toute idée de progrès.

Déjà plusieurs tentatives ont été faites dans ce sens.

Une première compagnie, dont je vous ai déjà entretenue, était devenue concessionnaire de tous les communaux des sections de Quaire et de la Bourboule pour une période de 50 années et devait faire toutes les fouilles nécessaires pour trouver une quantité d'eau suffisante pour alimenter un établissement qui devait être construit sur une portion de terrain destiné à cet usage. Malheureusement, cette société qui était formée de gens de bonne volonté, mais peu fortunés, trop timides peut-être, ne put réaliser qu'une partie de son programme et les choses en restaient là lorsqu'un homme riche, spéculateur intelligent qui connaissait la Bourboule et les ressources qu'elle présentait, fit tous ses efforts pour mener à bonne fin les projets déjà formés. Pour cela, il offrait à la commune de lui acheter *immédiatement* ses communaux. Il s'engageait à doter la Bourboule d'un plan d'alignement, à lui donner une somme de 24,000 fr., pour faire construire une chapelle, une rente viagère et perpétuelle de 1000 fr. ; de plus il ouvrait une route qui, partant de Murat-le-Quaire, reliait les villages du Quaire, de la Bourboule, Fenestre, Vendeix et allait aboutir à la route du Mont-Dore à Latour, traversant ainsi du nord au midi toute la vallée. Dans la Bourboule même, il créait un vaste établissement sur la rive droite de la Dordogne, des places, des rues, des promenades et de vastes constructions pour recevoir les étrangers.

Ces projets grandioses n'etaient pas, comme vous devez le penser, du goût de certains propriétaires qui voyaient, dans leur réalisation, la ruine presque assurée de leur industrie ; aussi firent-ils tous leurs efforts pour les empêcher d'aboutir ; la population ameutée essaya également de peser de toutes ses forces sur les décisions du conseil municipal convoqué pour discuter ces offres ; celui-ci, de son côté, plus exigeant à mesure qu'il obtenait d'avantage, refusa définitivement son adhésion, de sorte que, dans sa haute sagesse, il a empêché de faire une amélioration qu'il lui sera toujours impossible d'entreprendre et a privé du même coup la contrée des avantages immenses qu'elle aurait retirés de l'affluence des étrangers, qu'y aurait attirés une compagnie.

M. Léon Chabory, lui-même, qui s'était laissé séduire par la manière dont on lui avait présenté les choses et qui avait pris fait et cause, avec beaucoup de chaleur, pour les intérêts soi-disant lésés de la population, doit aujourd'hui bien regretter son intervention ; il en a été dignement récompensé par l'ingratitude et les mauvais procédés de toutes sortes, car les gens, pour qui il a, en quelque sorte, tiré les marrons du feu, se moquent de lui aujourd'hui qu'ils n'ont plus besoin de ses services ; *et nos erudimini!*

Un autre spéculateur M. T., lui aussi, a essayé de reprendre les projets de M. de Chambine, mais avec quelques modifications consistant à se passer des communaux, si le conseil municipal se montrait toujours aussi peu raisonnable et à s'entendre avec les propriétaires de la rive gauche de la rivière et par cela même déplacer la Bourboule au profit de cette rive sans plus s'inquiéter de la concurrence de l'établissement Choussy. Ce projet qui n'a pas encore eu sa solution, mais qui n'est pas abandonné pourrait bien être l'origine de combinaisons inattendues et devenir pour les trop intéressés de la Bourboule un sujet de surprises peu agréables.

Il ne faut pas cependant se dissimuler que les tentatives des spéculateurs deviennent de plus en plus difficiles à mesure qu'elles se multiplient et il faut avouer que pour qu'elles se renouvellent il faut que la Bourboule soit une station d'un bien grand avenir. Pour moi, j'y crois sincèrement et si j'avais de la fortune je n'hésiterais pas un seul instant à entrer dans toute combinaison qui aurait pour but de réaliser ces projets tant je suis persuadé de la certitude des résultats. Le nombre toujours plus considérable de malades, qui, chaque année, se rendent à la Bourboule, le prix de leur traitement qui est assez élevé, l'exportation des eaux, l'exploitation de quelque autre industrie, assureraient certainement, après quelques années, un bénéfice aussi important que celui que réalise le concessionnaire du Mont-Dore et vous savez qu'il ne s'élève pas à moins de 80,000 fr. par an! Pour cela, il suffirait d'une mise de fonds de six à huit cent mille francs pour indemniser les propriétaires associés (Mabru et Cⁱᵉ) construire un établissement pourvu de tout le confortable qu'exige le progrès bien entendu etc... Comme compensation quàrante-quatre ans de bail à la fin duquel la commune rentre en possession moyennant rachat, (si elle le peut) à moins qu'elle ne préfère consentir à une prolongation du bail sons de nouvelles conditions, cela va sans dire.

Je crois maintenant, mon cher ami, vous avoir suffisamment fait connaître la Bourboule, ce qu'elle était autrefois, ce qu'elle est devenue depuis, et vous avoir fait pressentir son avenir, pour que vous puissiez vous en former une opinion assez juste. Si j'ai peu flatté le tableau, si jai beaucoup critiqué et paru même un peu sévère, croyez bien que je n'ai été seulement animé que du désir de voir prendre plus tôt à notre station le rang qui lui est réservé plus tard. N'est-on pas en droit de se révolter, en effet, quand on voit la résistance calculée qui vient, comme à plaisir, s'opposer à la réalisation de nos vœux les plus chers, résistance, surtout, qui vient de la part de gens qui vous disent hardiment qu'ils ne travaillent qu'à cela et que toute leur ambition serait de contribuer à la prospérité générale du pays, etc..., leur intention n'est pas plus pure que le fond de leur cœur. Pour moi qui connaît leur esprit montagnard, je vous dirai : fourberie et mensonge, ces gens-là ne disent jamais ce qu'ils pensent. Essayez d'arriver à une solution avec eux et vous m'en direz des nouvelles ou bien vous en saurez le prix. Pour faire le bien chez eux, il faudra toujours procéder comme l'a fait M. d'Etigny à Bagnères de Luchon ; il fit venir un régiment de cavalerie pour protéger les travailleurs contre la fureur jalouse des habitants qui ne voulaient ni faire ni laisser faire. Peut-on mieux caractériser l'esprit d'une population ?

Arrivé au terme de mon travail, je ne m'illusionne pas et je sais combien mes critiques vont m'attirer d'orages lorsque ces quelques pages seront connues à la Bourboule ; mais je suis tranquille, je connais mon monde et ce n'est pas celui qui croira avoir le plus à se plaindre de moi qui se hasardera à m'aborder en face. Les honnêtes gens, et il y en a beaucoup, m'approuveront ; quant aux autres, ils sont trop... prudents pour agir ouvertement et puis... vous me connaissez assez, pour être suffisamment rassuré à mon égard, je suis donc en droit de vous dire encore :

Au revoir et à bientôt.

APPENDICE

—

J'avais bien raison, mon cher ami, de vous dire que j'avais confiance dans l'avenir de notre station, mais je n'espérais pas que mes prévisions se réaliseraient si tôt.

Depuis que j'ai eu l'honneur de vous adresser ma dernière lettre, j'ai appris qu'un projet longuement médité, était en voie d'exécution.

Une société a acheté, sur la rive gauche de la Dordogne, un vaste emplacement qu'elle relie, par un pont, à la rive droite et où elle va construire, au milieu d'un parc de quatre hectares, un hôtel immense dont le confort ne laissera rien à désirer.

Des fouilles vont y être pratiquées et un établissement modèle en sera nécessairement la conséquence.

Cette société, intelligente, honnête surtout, ne voulant cependant point profiter de ses moyens pour amoindrir ou ruiner certaines industries, se propose, dit-on, de s'entendre avec la partie raisonnable des propriétaires, afin de réunir les intérêts, les rendre communs et par cela même, intéresser le plus de monde possible à la prospérité de la propriété sociale.

Ces projets qui ont, comme je vous l'ai dit, un commencement d'exécution, seront complètement achevés pour la saison de 1873. Ils auront, entre autres avantages, celui d'offrir aux malades de toutes les classes, des logements agréables et spacieux et de les affranchir du monopole despotique que, dans certaines circonstances, quelques malades ne pouvaient éviter et subissaient malgré eux.

Les étrangers qui avaient l'habitude de fréquenter les eaux de notre pays, ne craindront plus de ne pouvoir se loger d'une manière convenable et de ne pas trouver à la Bourboule, le confort auquel ils sont habitués.

Félicitons donc la nouvelle société d'avoir compris la Bourboule et d'y avoir commencé la série des améliorations, dont le champ ne peut manquer de s'agrandir chaque année davantage.

L'heure de la justice va donc sonner.

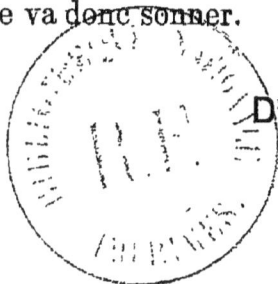

D'r PRADIER.

www.ingramcontent.com/pod-product-compliance
Lightning Source LLC
Chambersburg PA
CBHW050623210326
41521CB00008B/1361